「十三五」国家重点图书出版规划项目

中医古籍名家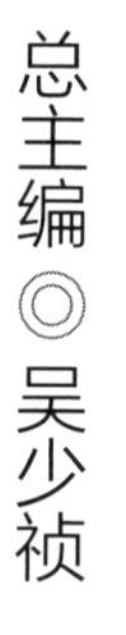丛书

总主编◎吴少祯

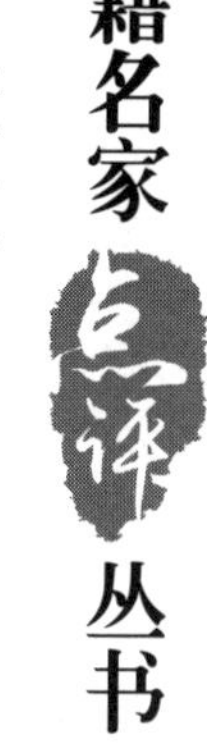

针经摘英集

元·杜思敬◎辑

黄龙祥◎点评

黄幼民◎点校

十四经发挥

元·滑　寿◎撰

黄龙祥◎点评

黄幼民◎点校

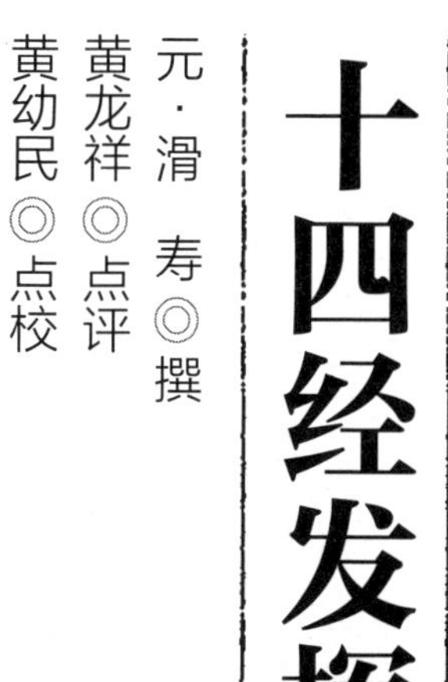

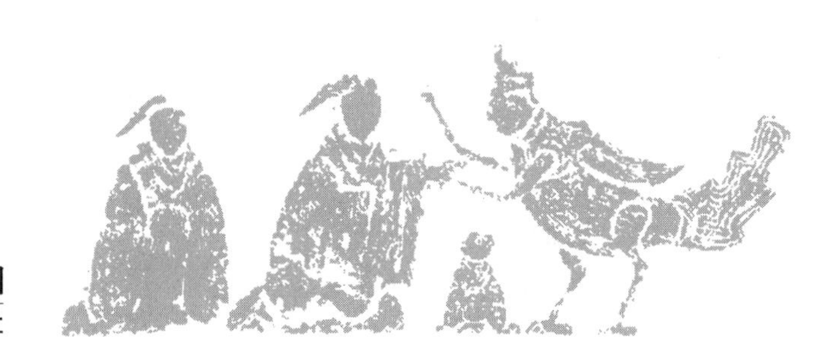

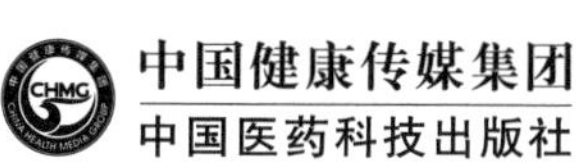

中国健康传媒集团
中国医药科技出版社

图书在版编目(CIP)数据

针经摘英集 /(元)杜思敬辑;黄龙祥点评. 十四经发挥 /(元)滑寿撰;黄龙祥点评. —北京:中国医药科技出版社,2021.1

(中医古籍名家点评丛书)

ISBN 978 - 7 - 5214 - 2225 - 2

Ⅰ. ①针… ②十… Ⅱ. ①杜… ②滑… ③黄… ④黄… Ⅲ. ①针灸学 - 中国 - 元代 ②经络 - 中国 - 元代 Ⅳ. ①R245 ②R224.1

中国版本图书馆 CIP 数据核字(2020)第 258861 号

美术编辑 陈君杞

版式设计 南博文化

出版 **中国健康传媒集团** | 中国医药科技出版社

地址 北京市海淀区文慧园北路甲 22 号

邮编 100082

电话 发行:010 - 62227427 邮购:010 - 62236938

网址 www. cmstp. com

规格 710 × 1000mm 1/16

印张 9 1/4

字数 129 千字

版次 2021 年 1 月第 1 版

印次 2021 年 1 月第 1 次印刷

印刷 三河市万龙印装有限公司

经销 全国各地新华书店

书号 ISBN 978 - 7 - 5214 - 2225 - 2

定价 29.00 元

获取新书信息、投稿、为图书纠错,请扫码联系我们。

《中医古籍名家点评丛书》
编委会

出版者的话

中医药是中国优秀传统文化的重要组成部分之一。中医药古籍中蕴藏着历代名家的思维智慧与实践经验。温故而知新，熟读精研中医古籍是当代中医继承、创新的基石。新中国成立以来，中医界对古籍整理工作十分重视，因此在经典、重点中医古籍的校勘注释，常用、实用中医古籍的遴选、整理等方面，成果斐然。这些工作在帮助读者精选版本、校准文字、读懂原文方面发挥了良好的作用。

习总书记指示，要“切实把中医药这一祖先留给我们的宝贵财富继承好、发展好、利用好”，从而对弘扬中医药学、更进一步继承利用好中医药古籍提出了更高的要求。为此我们策划组织了《中医古籍名家点评丛书》，试图在前人整理工作的基础上，通过名家点评的方式，更进一步凸显中医古代要籍的学术精华，为现代中医药的发展提供借鉴。

本丛书遴选历代名医名著百余种，分批出版。所收医药书多为传世、实用，且在校勘整理方面已比较成熟的中医古籍。其中包括常用经典著作、历代各科名著，以及古今临证、案头常备的中医读物。本丛书致力于将现有相关的最新研究成果集于一体，使之具备版本精良、校勘细致、内容实用、点评精深的特点。

参与点评的学者，多为对所点评古籍研究有素的专家。他们学验俱丰，或精于临床，或文献功底深厚，均熟谙该古籍所涉学术领域的整体状况，又对其书内容精要揣摩日久，多有心得。本丛书的“点评”，并非单一的内容提要、词语注释、串讲阐发，而是抓住书中的主旨精论、蕴含深义、疑惑谬误之处，予以点拨评议，或考证比勘，溯源寻流。由于点评学者各有专擅，因此点评的形式风格也或有不同。但其共同之点是有益于读者掌握、鉴识所论医籍或名家的学术精华，领会临床运用关键点，解疑破惑，举一反三，启迪后人，不断创新。

我们对中医药古籍点评工作还在不断探索之中，本丛书可能会有诸多不足之处，亟盼中医各科专家及广大读者给予批评指正。

中国医药科技出版社

2017年8月

余序

作为毕生研读整理、编纂古今中医临床文献的一员，前不久，我有幸看到张同君编审和全国诸多相关教授专家们合作编撰《中医古籍名家点评丛书》的部分样稿。感到他们在总体设计、精选医籍、订正校注，特别是名家点评等方面卓有建树，并能将这些名著和近现代相关研究成果予以提示说明，使古籍的整理探索深研，呈现了崭新的面貌。我认为这部丛书不但能让读者系统、全面地传承优秀文化，而且有利于加强对丛书所选名著学验主旨的认识。

在我国优秀、靓丽的文化中，岐黄医学的软实力十分强劲。特别是名著中的学术经验，是体现“医道”最关键的文字表述。

《礼记·中庸》说：“道也者，不可须臾离也。”清代徽州名儒程瑶田说：“文存则道存，道存则教存。”这部丛书在很大程度上，使医道和医教获得较为集中的“文存”。丛书的多位编集者在精选名著的基础上，着重“点评”，让读者认识到中医药学是我国优秀传统文化中的瑰宝，有利于读者在系统、全面的传承中，予以创新、发展。

清代名医程芝田在《医约》中曾说：“百艺之中，惟医最难。”特别是在一万多种古籍中选取精品，有一定难度。但清代造诣精深的名医尤在泾在《医学读书记》中告诫读者说：“盖未有不师古而有济于今者，亦未有言之无文而能行之远者。”这套丛书的“师古济今”十分昭著。中国医药科技出版社重视此编的刊行，使读者如获宝璐，今将上述感言以为序。

中国中医科学院

余瀛鳌

2017年8月

总 目 录

针经摘英集

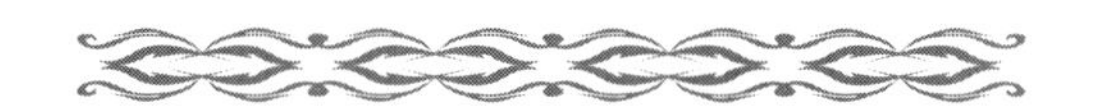

元·杜思敬◎辑

黄龙祥◎点评

黄幼民◎点校

目录 | Contents

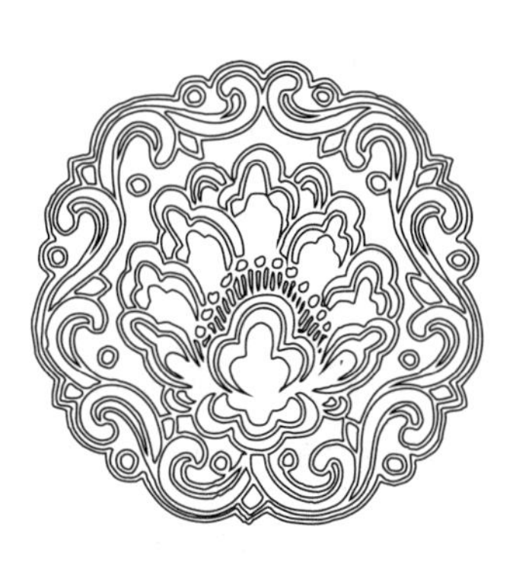

全书点评 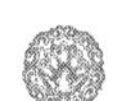

《针经摘英集》系杜思敬于延祐二年（1315）从宋元医书中辑录有关针灸部分整理而成。全书共载“九针式”“折量取腧穴法”“补泻法”“用针呼吸法”“治病直刺诀”五篇，其中第五篇所载69首针灸方为全书的主体部分。该书采集文献广泛，选方精良，特别是辑录了已佚宋代许氏《针经》多首针方，不仅是现存最早的传世针灸方专书，而且具有极高的文献价值和临床价值。

一、成书背景

杜思敬（1235—1320），元代汾州西河（今山西汾阳）人，字享亮，又字散夫，号醉仙，晚号宝善老人。沁州长官杜丰第三子，侍忽必列于藩府，为许衡弟子。由平阳道同知累迁治书侍御史、安西汴梁路总管、侍御史。至元二十八年（1291）任中书参知政事，大德十年（1306）任中书左丞。武宗即位，辞官家居，于延祐二年（1315）节录类编，辑成医书19种，题曰“济生拔粹”（又作“济生拔粹方”）。延祐七年（1320）卒，享年86岁，谥文定。

《济生拔粹》前三种为针灸专书，即《针经节要》《洁古云岐针法》《针经摘英集》。此三书均为杜思敬辑录。

杜氏于针灸书中，对《铜人腧穴针灸图经》极为看重，所集各家针方下，均据是书详注穴法。其《针经节要》一书即完全抄录五卷本《铜人腧穴针灸图经》卷一、卷五原文，书名中“针经”系指王惟一《铜人腧穴针灸图经》，而与《灵枢经》的古传本《针经》无关[①]。

杜氏又于诸家医书中，辑得针方一卷，其中以宋代许氏《针经》为重点，故书名题作“针经摘英集”。

《针经摘英集》传本只有《济生拔粹》丛书本，刊于延祐二年（1315）。关于《济生拔粹》的刊刻年代，一些针灸文献工具书中记有此书的“元至大元年（1308）本”，其实至大元年，杜氏刚刚辞官回家，着手研读有关医书，尚未开始编书，不可能有《济生拔粹》一书刊行于世。

《济生拔粹》元刊本尚存，1938 年上海涵芬楼曾据元刊影印。1955 年人民卫生出版社、1987 年中国书店还出版过该书针灸卷的缩印本。

二、价值与影响

该书的学术价值主体体现在两方面：

其一，九针形制的文字记载最早见于《灵枢》，但传世本中没有相应的九针图。今《针经摘英集》所记九针，有文有图，是现存针灸文献中最早以图文方式系统描绘“九针”的文献，并在一定程度上反映了元代流行针具的形制，例如将《内经》中“大针”改作“燔针，一名焠针”，说明当时火针的针具多用“大针”。在元以前，火针针具并不局限于“大针”，而是根据不同的病症选用不同的针具。

其二，全书辑录针方 69 首，最大特点是讲究配穴，注重辨证，尤详于刺法，这是以往医书所载针方少见的特征。特别珍贵的是，该书辑录了多首许氏针方，对于针效的极为细密的描述，实以往针灸书

---

① 黄龙祥.《针经节要》考源[J]. 中华医史杂志. 1987，(1-4)：125-126.

之所未见。书中所引“许氏”，据恩师王雪苔先生考证，辑自宋代许氏《针经》[①]。又据笔者进一步考察发现，明代徐庭璋《新刊活人妙法针经》[②]专有“许氏深浅”一篇介绍许氏针法，与杜思敬《针经摘英集》所出同一书——许氏《针经》。两相对照，可以拼复出一个更完整和更真实的许氏针法原貌：

治大便不通，刺任脉气海一穴，在脐下一寸五分。用长针针入八分，令病人觉急便三五次为度……凡大便不通，勿便攻之，先刺气海穴讫，令人下夹脐揉胃之经，即刺三里穴，觉腹中鸣三五次，即透矣。

治卒心痛不可忍，刺任脉上脘一穴……其穴下针令患人觉针下气行如滚鸡子入腹为度。

治闪著腰疼错，出气腰疼及本脏气虚，以员利针刺任脉气海一穴。肥人针入一寸，瘦人针入五分，三补三泻。令人**觉脐上或脐下满腹生痛**，停针候二十五息，**左手重按其穴**，右手进针三息。又停针二十五息，依前进针，令人**觉从外肾热气上入小腹满肚**，出针，神妙。

治五噎，黄瘅，醋心，多睡，呕吐不止……次针足少阴经通关二穴，在中脘穴两旁同身寸之相去各五分。用长针针入八分，左捻针能进饮食，右捻针能和脾胃。许氏云此穴一针四效：凡下针后良久，先脾磨食，觉针动为一效；次针破病根，腹中作声为二效；次觉流入膀胱，为三效；然后觉气流行入腰后肾堂间，为四效矣。

凡刺腹部诸俞穴，气虚人，内息大七八口，下入丹田，闭气刺之。

---

① 王雪苔．金代佚名氏《针经》考[J]．中国针灸，2002(05)：63-65.

② 此书在台湾故宫博物院存有一部。

以上几则针方的刺法特点相同，皆如最后一方所注出自“许氏”，诸针方皆强调针刺后应出现相应的针效反应，针刺不同的穴所出现的针效反应不同，即使针同一穴也可出现多种针效反应，最多者要求出现四种反应。这对于取穴、手法都有很高的要求，若非精于穴法、针法，很难达到这一境界。最后一句论刺法注意事项也当出自许氏书，诚如晚清周树冬《金针梅花诗钞》所言：按此法凡针脐上下及腹部诸穴均可酌用。

《针经摘英集》辑录的针法对于今天的针灸，影响最大的是“决痛针法”和“透穴法”。

经过《普济方》《针灸聚英》的大量引用，《针经摘英集》对后世针灸学产生了深远的影响。而对于许氏腹部深刺法，以及“决痛针法”的传承做出重要贡献的是明代朝鲜针灸太医许任。他对这两种针法的研究成果载于《针灸经验方》一书，并通过清代《勉学堂针灸集成》回传到中国，对清以后的中国针灸学产生了间接的影响。

三、学习要点

阅读《针经摘英集》最重要也是最难的一点是分析改编规律推求原方旧貌。杜氏所辑针灸方并非直接抄录原书，而是有所改编。对于出自现存医籍的针灸方，可以通过考察原方的出处，进行比对而辨识出杜氏的改编文字；而对于出自已佚医书的针灸方，就必须通过分析杜思敬辑录的三部针灸书《针经节要》《洁古云岐针法》《针经摘英集》，找出杜氏改编针方的规律，才能对原方的本来面貌做出基本的判断。特别是对针效影响很大的针刺深浅，如果原方的针刺深度被杜氏做过大尺度的改编，后人很难重复出原方的针效，则《针经摘英集》针方的价值，特别是临床价值将大打折扣。例如通过对比明代徐庭璋《新刊活人妙法针经》“许氏深浅”所引许氏腹部穴针刺深度，可知杜氏在辑录许氏针方时，改动的正是针刺深度。杜氏之所以如此改文并非故意不尊许氏，或故意为难后人，而是太看重宋代针灸腧穴的标准文本（也是元代的标准）《铜人腧穴针灸图经》。

据笔者考察，杜思敬所辑三部针灸书中，《针经节要》即五卷本《铜人腧穴针灸图经》的节抄本。另两部针灸书中腧穴也据《铜人腧穴针灸图经》注解，具体到《针经摘英集》针方，对所辑针方中不见于前集《针经节要》的腧穴，仍据五卷本《铜人腧穴针灸图经》详注其部位及刺灸法内容。甚至原方中已注有腧穴部位及刺灸法文字的，杜氏也同样据《铜人腧穴针灸图经》重注（见下表）。

《针经摘英集》所辑针方与原方对照表

卫生宝鉴	针经摘英集
百会一穴，在顶中央旋毛中陷可容豆许	治中风手足不随，针百会穴，在前顶后一寸五分顶中央旋毛中可容豆。督脉、足太阳交会于巅上。针入二分
发际，是髃两耳前两穴	听会穴，手少阳脉气所发。针入七分，留三呼，得气即泻
肩髃二穴，在肩端两骨间陷者宛宛中，举臂取之	肩髃穴，在肩端两骨间陷中宛宛中，举臂取之。手阳明、跷脉之会
曲池二穴，在肘外辅屈肘曲骨中，以手拱胸取之，横纹头陷中是	曲池穴，在肘外辅骨屈肘曲骨之中，以手拱胸取之。针入七分
风市二穴，在膝外两筋间，平立舒下手著腿，当中指头尽陷者宛宛中	风市穴，在腿外两筋间，正身舒下两手著腿，当中指头陷中
足三里二穴，在膝下三寸，外廉两筋间	三里穴，在曲池下二寸，按手肉起兑肉之端。针入三分
绝骨二穴，一名悬钟，在足外踝上三寸动脉中	悬钟穴，在外踝上三寸动脉中，足三阳之大络。针入六分
凡觉手足麻痹或疼痛，良久乃已，此将中腑之候。宜灸此七穴，病在左则灸右，病在右则灸左。如因循失灸，手足以差者，秋觉有此候春灸，春觉有此候者秋灸，以取风气尽，轻安为度	其七穴，左治右，右治左，以取尽风气，轻安为度

《卫生宝鉴·中风灸法》卷八所载灸方中已注明了腧穴部位，杜思敬仍据王惟一《铜人腧穴针灸图经》重注原方中各穴部位、脉气所发等内容，只有《铜人腧穴针灸图经》中未载的腧穴，如风市，才照

录原书旧文。

《针经摘英集》中还有不少针方，在现存医书中找不到完全对等的原文，其中有些针方可能是杜氏引自现已佚的针灸文献，更多的则是杜氏将不同书，或同一书中多个针方，或灸方合编成一个针方，例如：

治忽然气滞，腰疼不可俯仰，刺足太阳络神关二穴……次针足厥阴经行间二穴。**今附：**久虚人腰痛，刺而复发者，腰重不能举体。刺足太阳经委中二穴，在腘中央约纹中动脉。取经血而愈。

治男子脏气虚惫，真气不足，一切气疾久不瘥，不思饮食，全无气力，燔针针任脉气海一穴。针入五分，可灸百壮。次以毫针针足阳明经三里二穴。

以上第一则针方中“今附”以下文字系《铜人腧穴针灸图经》特有的内容，所谓“今附”是王惟一编《铜人腧穴针灸图经》时所附，可见此方系由两方合成；第二则针方中取气海穴部分完全录自《铜人腧穴针灸图经》原文，次取足三里穴应是录自另一方。

可见，只有理清杜氏设方的不同模式以及改编的基本规律，才能正确理解其所辑针方的意义及价值所在，并在针灸临床上正确运用，重复出原方非凡的疗效。

关于杜氏针方腧穴注解还有一条体例，即凡其所辑《针经节要》《洁古云岐针法》已据《铜人腧穴针灸图经》出注的腧穴，在《针经摘英集》中不再出注。

黄龙祥

2020 年 2 月

九针式

镵针，平半寸，长一寸六分，其头大末锐。其病热在头身，宜此。

员针，其身员锋如卵形，长一寸六分。肉分气满，宜此。

鍉针，锋如黍粟之锐，长三寸五分。脉气虚少，宜此。

锋针，刃三隅，长一寸六分。泻热出血，发泄痼病，宜此。

铍针，一名破针，末如剑锋，广二寸半[①]，长四寸。破痈肿，出脓血。

员利针，尖如毫，且员且利，中身微大，长一寸六分。调阴阳，去暴痹。

毫针，法象毫，尖如蚊虻喙，长三寸六分。调经络，去疾病。

长针，锋如利，长七寸。痹深居骨解腰脊节腠之间者[②]。

燔针，一名焠针，长四寸。风虚合于骨解皮肤之间者。

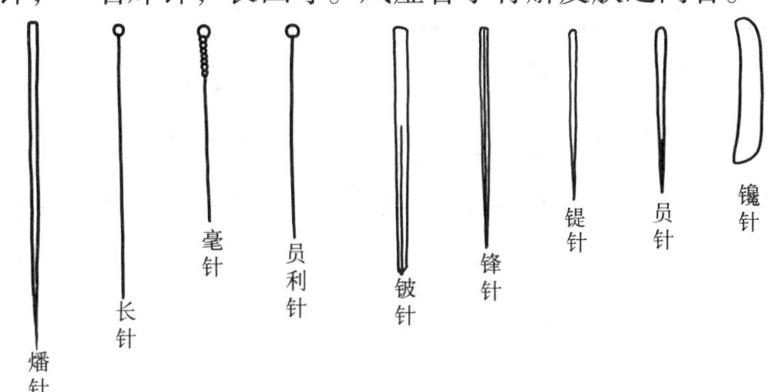

---

① 二寸半：应据《灵枢·九针十二原》《九针论》作“二分半”。

② 之间者：据上下文例，此后当补“宜此”二字。下一条文同此。

【点评】九针的文字记载最早见于《灵枢》，但传世本中没有相应的九针图。今《针经摘英集》所记九针，有文有图，是现存针灸文献中最早以图文方式系统描绘“九针”的文献，并在一定程度上反映了当时针具的形制。例如将《内经》中“大针”改作“燔针，一名焠针”，所辑针方中之火针方，其针具也曰“燔针”，说明当时火针的针具多用“大针”。在元以前，火针针具并不局限于“大针”，而是根据不同的病症选用不同的针具。

《针经摘英集》所录针方中使用的针具有毫针、员利针、长针。这三种针具恰恰也是《素问》遗篇《刺法论》中可用于补泻刺法的针具，这说明《素问》亡篇对金元针灸学产生了较大的影响。

折量取腧穴法

凡度周身孔穴远近分寸，以病人男左女右，取手中指第二节，内度两横纹相去为一寸，以薄竹片点量分寸使用。或有人手长身短，或身长手短，或人长胸腹短，或人短胸腹长，揣穴尤宜用意。凡穴不离分肉之间、动脉之中。是溪谷之会，以行荣卫，以会大气，其经脉粗细状如细线，但令当经而刺之，依法补泻，即能愈疾矣。

凡点穴时，须得身体平直，四肢毋令拳缩，坐点毋令俯仰，立点毋令倾侧。坐点则坐针灸，卧点则卧针灸，立点则立针灸，反此则不得其穴耳。

【点评】此篇量穴和点穴法与王执中《针灸资生经》基本相同。“凡穴不离分肉之间、动脉之中”描述的是针灸腧穴中有固定穴名和位置的“经俞”的两种主要类型——“气穴”和“脉输”。“其经脉粗细状如细线，但令当经而刺之，依法补泻，即能愈疾矣”，引自《太平圣惠方·针经》卷九十九，原文作“其病脉粗细大小，壮如细线，何用大作艾炷而破肉耶？但令当脉灸之，雀粪大艾炷亦能愈疾”，原本是说灸法须当脉而灸。早期的针灸文献对此有明确的论述，例如《小品方》云：“黄帝曰：灸不三分，是谓徒哑。解曰：此为作炷欲令根下广三分为适也。减此为不覆孔穴上，不中经脉，火气则不能远达。”敦煌卷子不知名医方(P. 3930)曰：“凡灸头面，艾炷不得大，但须当脉取穴。”由于《针经摘英集》所辑主要为针方，故将上述灸脉输的法则用作针刺的法则，恰与《黄帝内经》脉输刺法相合——不仅针刺要“中其脉”“当其输”，灸炷也要“当其脉”。因为在古人看来，能够实现远距离传输的联系通道只有“脉”，故不论针、灸，若欲“远达”，必借助于脉或输。“其经脉粗细状如细线，但令当经而刺之，依法补泻，即能愈疾矣”作为一条总则写在《针经摘英集》，提示元代犹有人能正确理解《黄帝内经》确立的脉输刺灸法。而今天的针灸人对此已经很陌生了，针刺“动脉之中”的脉输反而会有意避开“动脉”。“坐点则坐针灸，卧点则卧针灸，立点则立针灸，反此则不得其穴耳”，这一点穴原则的确立，依据的是古典针灸一个重要的概念——刺道。卫气由分肉之间，经分腠出于肤表的虚空如巷的通道曰“刺道”，是除“脉刺”法之外的诸刺法针刺的入口及行进之道，故名曰“刺道”，此乃古典针灸一个非常重要的独特概念。由此也形成了古典针刺的另一个鲜明特点——重押手。只有理解了“刺道”的意义，才能真正理解《黄帝内经》《难经》如此强调押手重要的真义。从气穴的另一古称“穴道”，也能看出这样一层意思：刺气穴不离气道，犹如刺脉输不离血道一样。如果说刺脉输“宁失其输，勿失其脉”，那么刺气穴则当“宁失其穴，勿失其道”，正因如此，定穴虽有分寸，而古人“常以窅穴分理乃应”，也才立有“坐点坐刺、立点立刺”的法则——由于穴的体表位置是一个相对位置，如果体位变了，改变的不是穴的体表位置，而是改变了穴下的“道”。汉代郭玉所说“医之为言意也，腠理至微，随气用巧，针石之间，毫芒即乖”，说的实为“刺道”。刺道有时很狭小，毫芒之差即偏出，这时须押手挤压“稀而疏之”撑开刺道，刺手缓慢推进而能“徐入”。今天的针灸人能理解这一点的已经很少了。

补泻法

夫行针者，当刺之时，口温针暖，先以左手揣按其所针荥俞之处，弹而努之，爪而下之，扪而循之，通而取之，随病人咳嗽一声，右手持针而刺之。春夏二十四息，秋冬三十六息，徐出徐入，气来如动脉之状。补者随经脉推而纳之，左手闭针空，徐出针而疾按之；泻者迎经脉动而伸之，左手开针空，疾出针而徐按之。随而济之是谓补，迎而夺之是谓泻。刺实须其虚者，留针，阴气隆至乃去针；刺虚须其实者，阳气隆至，针下热乃去针。

十二经之病，盛则泻之，虚则补之，热则疾之，寒则留之，陷则灸之，不盛不虚以经取之。

【点评】该篇补泻法与张洁古“迎随补泻法”及窦太师补泻法

大同，但“治病直刺诀”所载针方中的针刺补泻法却与此补泻法不合，而与下篇“用针呼吸法”基本相符。这是因为该书内容录自不同的医书，前后不完全相应。此篇补泻法下引《灵枢·经脉》补泻原则“十二经之病，盛则泻之，虚则补之，热则疾之，寒则留之，陷则灸之，不盛不虚以经取之”似别有深义。补泻的依据是“虚实”，毫针补泻法的演变源自对“虚实”的不同理解。具体而言，主要是对十二经脉病候下“盛则泻之，虚则补之，热则疾之，寒则留之，陷下则灸之，不盛不虚以经取之”治则的理解。从《黄帝内经》给出的大量毫针补泻的示例不难看出，经脉和络脉病候下，治则所言之“虚实”皆为脉之虚实，补泻乃据脉之虚实而施，即脉实者治以泻法，脉虚者治以补法。而自唐以后，能正确理解《灵枢》这一治则本义的医者越来越少，明确指出《黄帝内经》十二经脉病候的补泻操作皆“视标本脉之虚实、寒热、陷下而施”者，只有明代楼英一人而已。

用针呼吸法

呼不过三，吸不过五。呼，外捻针回经气；吸，内捻针行经气。

【点评】窦太师谓捻针“左为外，右为内”，“以大指次指相合，大指往上进，谓之左。大指往下退，谓之右”。但窦氏通过内外捻针，以达到“使气上行”“使气下行”的目的，与此篇所载此刺法有所不同。如果将“呼吸”“内外”赋以“补泻”的概念，则呼气，外捻针为补；吸气，内捻针为泻。但该书所载针方中的实际补泻例中，“补”与“泻”须通过“呼吸”配合外捻针与内捻针的交替组合而成，窦氏“寒热补泻”法中也有采用此法则者。值得一提的是，《千金翼方》《太平圣惠方》所载甄权《针经》刺法也符合“呼不过三，吸不过五”的法则。

治病直刺诀

治偏正头痛

刺手少阳经丝竹空二穴，在眉后陷中。禁灸，以患人正坐举手下针，针入三分。

次针足少阳经风池二穴，在脑后风府穴两旁，同身寸之各二寸。针入七分，吸气五口，顶上痛为效。

次针手阳明经合谷二穴，在手大指歧骨间陷中。随患人咳嗽一声下针，刺五分，内捻针，令病人吸气三口；次外捻针，呼气三口；次又内捻针，吸气五口，令人觉针下一道痛如线，上至头为度，长呼一口气出针。

【点评】这首针方，及下文“治伤寒结胸”针方的刺法相同，并与篇首“用针呼吸法”的法则相符，显然是采自同一书。这两则针方中，不仅详细描述了手法操作的全过程，而且此针方还强调了以气至为度，即“令人觉针下一道痛如线，上至头为度”，这也是一例非常典型的针刺循经感传现象的记述。

治眉攒内疼痛不可忍者

刺足阳明经解溪二穴，在足腕上陷中。针入五分。

治风痰头痛

刺足阳明经丰隆二穴，在外踝上八寸下廉，䯒外廉陷中，别走太阴。针入三分，灸三壮。

治中风口噤，牙关不开

刺督脉水沟一穴，在鼻柱下，一名人中，手阳明之会。针入四分。

次针足阳明颊车二穴，在耳下曲颊端陷中，侧卧张口取之。针入四分，得气即泻。

治中风口眼㖞邪

刺足少阳经听会二穴，在耳前陷中，上关下一寸，动脉宛宛中，张口得之。

次足阳明经颊车二穴、地仓二穴，夹口吻旁四分，外如近下有脉微微动，跷脉、手足阳明之交会。左取右，右取左，宜频针灸，以取尽风气，口眼正为度。针入四分。

【点评】此方取地仓二穴治口㖞法出自《太平圣惠方·针经》

卷九十九，原文作“地仓二穴：在夹口旁四分，外如近下有脉微动者是也。跷脉、手阳明之交。主疗大患风者，其脉亦有动时，亦有不动时。多主偏风口㖞，失音不言，不得饮水浆，食漏落，脉瞤动。患左针右，患右针左，针入三分半，留五呼，得气即泻。灸亦得，日灸之二七壮，重者灸七七壮，其艾炷大小状如粗钗脚大。灸壮若大，口转㖞，可灸承浆七七壮”，从此方刺灸之义不难看出，口㖞刺灸，特别是早期轻症，刺宜轻浅，灸宜小炷少壮。据《金匮要略》，本病的本质是“血虚，络脉空虚”“正气引邪，㖞僻不遂”，则治以补虚为本，若灸常用小炷少壮灸法，切忌妄泻。对此，古人通过大量临床试验有深刻的认识，不可忽视：

若口㖞僻者。衔奏灸口吻口横纹间，觉火热便去艾，即愈。勿尽艾，尽艾则太过。(《肘后方》卷三)

凡阴阳濡风口㖞僻者，不过三十壮，三日一报，报如前。微者三报，重者九报，此风气濡微细入，故宜缓火温气，推排渐抽以除耳。若卒暴催迫，则流行细入成痼疾，不可愈也。故宜缓火。(《备急千金要方》卷二十九)

由此可知，《针经摘英集》此方地仓穴下所言“宜频针灸，以取尽风气，口眼正为度”，是指多次小量，过量非但不能愈疾，反而会加重病情。

治中风手足不随

针百会穴，在前顶[1]后一寸五分，顶中央旋毛中可容豆。督脉、

① 顶：原作“项”，据《铜人腧穴针灸图经》卷三改。

足太阳交会于巅上。针入二分。

听会穴，手少阳脉气所发。针入七分，留三呼，得气即泻。

肩髃穴，在肩端两骨间陷中宛宛中，举臂取之。手阳明、跷脉之会。

曲池穴，在肘外辅骨屈肘曲骨之中，以手拱胸取之。针入七分。

三里穴，在曲池下二寸，按手肉起兑肉之端。针入三分。

悬钟穴，在外踝上三寸动脉中，足三阳之大络。针入六分。

风市穴，在腿外两筋间，正身舒下两手著腿，当中指头陷中。

其七穴，左治右，右治左，以取尽风气，轻安为度。

【点评】此方源出于《太平圣惠方·明堂》卷一百，原文如下：

黄帝问岐伯曰：凡人中风，半身不遂，如何灸之？岐伯答曰：凡人未中风时，一两月前，或三五个月前，非时，足胫上忽发酸重顽痹，良久方解，此乃将中风之候也。便须急灸三里穴与绝骨穴四处各三壮，后用葱、薄荷、桃、柳叶四味煎汤，淋洗灸疮，令驱逐风气于疮口内出也。灸疮若春较秋更灸，秋较春更灸，常令两脚上有灸疮为妙。凡人不信此法，或饮食不节，酒色过度，忽中此风，言语謇涩，半身不遂，宜于七处一齐下火灸三壮。如风在左灸右，在右灸左。一百会穴，二耳前发际，三肩井穴，四风市穴，五三里穴，六绝骨穴，七曲池穴。

上件七穴，神效极多，不能具录，依法灸之，无不获愈。

这是一首非常有名的预防中风的灸方，宋以后针灸书多有引用，《卫生宝鉴》引用也为灸方，今《针经摘英集》以针方为主，故杜氏将其改编为针方。

治中风，气塞涎上，不语昏危者

针百会。

风池，在颞颥后发际陷中，足少阳、阳维之会。针入七分。

大椎，在第一椎上陷中，手足三阳、督脉之会。针入五分。

肩井，在肩上，缺盆上、大骨前一寸半，以三指按取之，当中指下陷中者是。手足少阳、阳维之会。只可针入五分。

曲池具在前。

间使，在掌后三寸两筋间陷中，厥阴手经。针入三分。

三里等七穴，左治右，右治左，以取尽风气，神清为度。

其病并依穴针灸，或有不愈者何？答曰：一则不中穴；二则虽中穴，刺之不及其分；三则虽[1]及其分，气不至出针；四则虽气至，不明补泻故。

【点评】这里明确指出了，针灸效应的产生取决于穴位和刺激两个方面。严格地说，还应当包括机体的反应性这一因素。从穴位方面分析，取穴不准固然疗效不确；即使取穴正确，而“刺之不及其分”，也难以获得预期疗效。例如《黄帝明堂经》载“会宗”一穴，分上、中、下三空，上空主皮毛，中空主肌肉，下空主耳聋、羊痫。从刺激方面来分析，《内经》中针有九种，各有所主；刺有“五刺”“九刺”“十二刺”，各有所宜。即使选择了适宜的针具与针法，如果治疗时机不适宜，也会明显影响疗效。就大多数

① 虽：原作“难”，据《普济方·中风不语》卷一六一改。

针灸的适应证而言，不失时机地及早进行针刺治疗，可以达到事半功倍的效果。对于不同病症的治疗时机，《内经》中有大量的总则与细则的记载，现代针灸临床对于某些病症的治疗也积累了一定的经验。此外，临床上还有这样的情形：对于相同的症状，取相同的腧穴，或有效，或无效。例如合谷穴治牙痛很有效，但并非对所有原因引起的牙痛都有效，如对心肌梗死、心绞痛引起的牙痛就无效。正如"治卒心痛不可忍"所指出的，相同的病症可因不同的病机所致，故临证选穴设方"宜审谛，不可执一而刺之"。

其病或[1]有随针而卒者何？答曰：一则不知刺禁假令刺中心即死之类是也，二则不明脉候假令下痢，其脉忽大者死，不可刺之。凡针灸者，先须审详脉候，观察病证，然后知其刺禁，辨其经络穴道远近，气候息数深浅分寸，其病刺之获时而愈者矣。不可一途而取，不可一理而推之。

【点评】这里进一步强调临证施针"知刺禁""明脉候"的重要。《灵枢·逆顺》曰："刺之大约者，必明知病之可刺，与其未可刺，与其已不可刺也。"而古典针灸定可治，决死生，主要凭色脉，特别是脉诊，故曰"凡针灸者，先须审详脉候，观察病证，然后知其刺禁，辨其经络穴道远近，气候息数深浅分寸，其病刺之获时而愈者矣。不可一途而取，不可一理而推之"。此言是对《灵枢·九针十二原》"凡将用针，必先诊脉，视气之剧易，乃可以治也"的最好阐释，而在今天的针灸人中已难觅这样的知音。

---

① 或：原作"成"据前后文例改。

治失音

刺任脉天突一穴，在结喉下一寸[①]宛宛中，阴维[②]之会。针入五分。

次针手少阴经神门二穴，在掌后兑骨之端陷中。针入三分。

次针手少阳经支沟二穴，在腕后三寸两骨之间陷中。针入三分。

次针足少阴经涌泉二穴，在足心，屈足卷趾宛宛中。针入五分。

如舌急不语，刺喑门一穴，在项中央入发际五分宛宛中，仰头取之。针入二分。

舌缓不语，刺风府一穴，在项发际上一寸大筋内宛宛中。针入三分。

治牙疼

刺手阳明经合谷二穴，在手大指次指歧骨间陷中。针入三分。

次阳明经内庭二穴，在足大趾次趾外间陷中。如虫食疼者，傅[③]药而愈。

【点评】牙痛取合谷、内庭乃常规之治，然非通治一切牙痛。此方指出虫食牙痛者非针灸之治，再次示范了针灸临证“定可治”“知刺禁”的重要性。早在《针经摘英集》之前，隋代《诸病源

① 一寸：系“一夫”之误，此乃承五卷本《铜人腧穴针灸图经》之误。
② 阴维：此后脱“任脉”2字，当据《铜人腧穴针灸图经》补。
③ 傅：通“敷”。

候论》已指出“又有虫食于牙齿，则齿根有孔，虫居其间，又传受余齿，亦绵疼痛。此则针灸不瘥，敷药虫死，乃痛止”。

治耳聋耳鸣

刺手少阳经翳风二穴，在耳后陷中，按之引耳中。令病人持钱二十四文，口咬侧卧取之。针透口中，令病人闭口鼻，摇头，其怒气从耳中出。

次针足少阳经听会二穴。

【点评】刺翳风穴法有两点值得一提。其一，取穴法“令病人持钱二十四文，口咬侧卧取之”。明代《针灸秘法全书》曰“开口有大空”。其解剖学原理如下：下颌头之后，耳后乳突之前的下颌凹陷上界为外耳道下壁，故用手指向内上方按压则应于耳。而当张口时，下颌髁突向前下方移动，其后方空出一个较大的凹陷，故张口取穴，凹陷更明显。其二，增效辅助法“针透口中，令病人闭口鼻，摇头，其怒气从耳中出”。这里言针刺深度曰“针透口中”，而在此之前的针灸文献所载此穴的针刺深度皆不超过半寸。又，晚清《金针梅花诗钞》翳风穴也谓“后牙痛不论上下，须深针一寸五至二寸，其效方显，浅刺则无功也”。当代针灸医师更有直接刺茎乳孔外，由乳突切迹下三分之一处向鼻尖方向刺入，进针3~4.5cm即有针感，可传至同侧上下牙槽、前额、颜面及耳内①。又“令病人持钱二十四文，口咬侧卧取之。针透

① 石靖．介绍一新穴——茎乳孔外穴[J]．山西医药杂志，1977(3)：53.

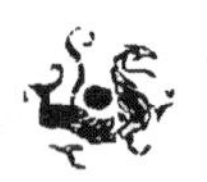

口中，令病人闭口鼻，摇头，其怒气从耳中出”，其中“令病人持钱二十四文”这一奇特的取穴法，《针灸聚英》引文出处标明为“针经”，则知《针经摘英集》此取穴法及刺法文字引自许氏《针经》。“令病人闭口鼻，摇头，其怒气从耳中出”描述的是一种咽鼓管吹张术，是一种简单有效的缓解鼓膜内陷引起的耳聋耳鸣辅助法，最早见于《灵枢·刺节真邪》治疗耳鸣耳聋的“发蒙法”——这也是世界咽鼓管吹张术的最早发现和最早应用，比Antonio Valsalva 1704年发现咽鼓管吹张法至少早了1700年。而《针经摘英集》引录的文字是继《灵枢》首次发现咽鼓吹张法一千年后，中国针灸人再次发现，并同样用于针灸治疗耳聋辅助的一种咽鼓管吹张法。

治鼻衄不止

刺督脉暗门一穴。

手阳明经合谷二穴。

足阳明经内庭二穴，足大趾次趾外间陷中。

治眼疼不可忍

刺足少阳经风池二穴、手阳明合谷二穴，立愈。

治颔肿如升，喉中闭塞，水粒不下

以三棱针刺手太阴经少商二穴，微出血，泻诸阳脏热凑。在手大指端内侧，去爪甲角如韭叶。兼刺手大指背头节上，以三棱针排刺三针，出血佳。

次针手太阳经阳谷二穴而愈，在手外侧腕中，兑骨之下陷中，针入三分。

【点评】此方刺少商治喉痹出自《太平圣惠方》卷九十九《针经》，原方作“以三棱针刺之，令血出，胜气针。所以胜气针者，此脉胀腮之候，腮中有气，人不能食。故刺出血，以宣诸脏腠也”。又《铜人腧穴针灸图经》曰：“以三棱针刺之微出血，泄诸脏热凑。唐刺史成君绰忽腮颔肿大如升，喉中闭塞，水粒不下三日，甄权针之立愈。”

治喉痹

刺足阳明经丰隆二穴。

足少阴经涌泉二穴。

次手少阳经关冲二穴，在手小指次指之端，去爪甲角如韭叶。如病甚以小三棱针藏于笔锋中，妄以点药，于喉中痹上乃刺之，则有紫血顿下效。如不藏针，恐患人难以刺之。

治绕踝风

刺手阳明经曲池二穴。

如绕外踝痛，兼刺足少阳经孙络二穴，在小趾间。

如绕内踝痛，兼刺足太阴经大都二穴，在足大趾本节后陷中。针入三分。

如腚前痛，兼刺足厥阴经行间二穴，在足大趾间动脉应手陷中。针入六分。

治大便不通

刺任脉气海一穴，在脐下一寸五分。用长针针入八分，令病人觉急便三五次为度。

次针足阳明经三里二穴，在膝下三寸，胻外廉两筋分肉间，极重按之则足跗上动脉止矣，当举足取之。针入五分。

凡大便不通勿便攻之，先刺气海穴，讫，令人下夹脐揉胃之经，即刺三里穴，觉腹中鸣三五次即透矣。

治转脬小便不通

刺任脉关元一穴，在脐下三寸。小肠之募也，足太阴、少阴、厥阴之会。下纪者关元也。用长针针入八分，患人觉如淋沥三五次为度。

次针足太阴经三阴交二穴，在足内踝上三寸骨下陷中，足太阴、少阴、厥阴之交会。针入三分。

凡小便不通勿便攻之，先针关元一穴，讫时，别使人揉少腹，刺三阴交二穴，即透矣。

【点评】此方并上方在针刺腹部穴后，都强调要揉按腹部，并取下肢部胃之合穴及脾之三阴交穴。这两点很重要，后人特别是今人多不甚留意。揉按腹部，并取远端穴(特别是足三里穴)，不仅仅是提高针效，同时也是消除或减轻后遗针感的有效措施。此二首针方采用许氏腹部深刺法，针感特别强，且多数病人留有较长的后遗针感。详见下一首针方的“点评”。

治五噎，黄瘅，醋心，多睡，呕吐不止

刺任脉天突一穴，在结喉下一寸①宛宛中，阴维、任脉之会。针入五分，留三呼，得气即泻。

次针足少阴经通关②二穴，在中脘穴两旁同身寸之相去各五分。用长针针入八分，左捻针能进饮食，右捻针能和脾胃。许氏云此穴一针四效：凡下针后良久，先脾磨食，觉针动为一效；次针破病根，腹中作声为二效；次觉流入膀胱，为三效；然后觉气流行入腰后肾堂间，为四效矣。

【点评】此方与前二首“治大便不通”“治转脬小便不通”针方的针具及刺法特点相同，皆当辑自同一书——许氏《针经》。如此生动详细的针效描述，若非临床大量实践绝难总结出来。如果不是在临床实际体验者，很难相信许氏独特的“一针四效”，长期以来影响人们重复许氏针法者，是“针入八分”四字，针至这个深度很难出现这些效应，而且只针入八分何须用“长针”？又云“凡刺腹部诸腧穴，气虚人纳息大七八口，下入丹田，闭气刺

---

① 一寸：系“一夫”之形误。

② 通关：据后述部位，似为“石关”穴，而窦太师针灸书多作“食关”，例如《窦太师秘传》曰：“食关二穴在中脘旁各开二寸是穴。针三寸半，灸二七壮。治腹胀满，蛊气血块，久痢不止。”

之”。若只针八分，何须如此大动干戈？宋代许氏《针经》虽佚，明初徐庭璋《新刊活人妙法针经》载有“许氏深浅法”刺腹部任脉募穴，深度在3～4寸间(如丹田穴刺3寸)，可推知《针经摘英集》所引许氏原方气海、关元、通关的针刺深度当也为3～4寸间。

许氏募刺法的详细操作没有传下来，后来朝鲜许任《针灸经验方》依据《针经摘英集》记载的许氏刺法的针效反应，复制出了相应的刺法：

方书云中脘穴针入八分，然而凡人之外皮内胞，各有浅深，铭念操心。纳针皮肤，初似坚固，徐徐纳针，已过皮肤，针锋如陷空中，至其内胞忽觉似固，病人亦致微动，然后停针，留十呼，徐徐出针。(凡诸穴之针，则或间一日行针，而中脘则每间七八日而行针，针后虽频数食之，慎勿饱食，不尔则有害。)

此乃大量的腹中线募穴深刺实践第一手经验之结晶，据笔者反复实验，初针透皮针下觉“坚固”；透进腹腔时针下阻力感突然消失，“针锋如陷空中”；针尖达胃壁时则是一种硬而有弹性的针感，即“忽觉似固”感，此时病人腹部也可见蠕动，即“病人亦致微动”。实验观察[①]：针体穿过胃壁、肠壁，可使胃肠蠕动，即许氏所说的“一效”“二效”；针尖至腹主动脉前，刺激到腹腔神经丛，则引起患者自觉针感向下腹或两胁肋方向走窜，即许氏所说“三效”“四效”。又据笔者亲身体验，此刺法针感极强，刺激量非常大，后效应很长，两次针刺的间隔比一般针刺要长很

① 郝治中，啜振华，高彤．芒针深刺中脘穴得气层解剖学观察[J]．上海针灸杂志，2004(11)：35－37.

多，古代针粗刺激量当更大，故“每间七八日而行针”。可见许氏所言深刺中脘的针感与现代实验和体验的结果完全相合。诚如清代周树冬《金针梅花诗钞》所言：“按此法凡针脐上下及腹部诸穴均可酌用。”

治忽然气滞，腰疼不可俯仰

刺足太阳络神关二穴，在背俞部，第十四椎下两旁相去各三寸。用毫针针入五分，得气即泻。即志室也。

次针足厥阴经行间二穴。

今附：久虚人腰痛刺而复发者，腰重不能举体。刺足太阳经委中二穴，在腘中央约纹中动脉。取经血而愈。

凡腰痛刺之不已者，刺八髎穴而愈。在腰尻分间乃上下髎是也。穴具《铜人》。

【点评】此方“今附”以下文字直接抄录《铜人腧穴针灸图经》，所谓“今附”，是王惟一根据针灸古验方，特别是根据当时医家针灸临床经验，所总结出的腧穴主治证及针灸法内容。这些文字多附于正文之后，或夹于正文之中，文前均冠以“今附”字样（有一例作“新附”，义同）。杜思敬不明王惟一“今附”之例，抄于方中极易使人误解是杜氏新附的文字。

治腰背俱疼不可忍

刺足少阳经风池二穴。

次针手阳明经合谷二穴。

次足太阳经昆仑二穴，在足外踝后跟骨上陷中。针入五分。

凡痛勿便攻之，先以正痛处针之，穴名天应穴，针名决痛针。针讫以手重按捻之，而随经刺穴即愈。谓痛捻之发散，荥卫流行，刺之速愈也。

【点评】此方所说“决痛针法”未言具体的刺法，而从同时代“天应穴”刺法来看，应是卧针平刺或斜刺，与《黄帝内经》“分刺法”相同。这里需特别注意“针讫以手重按捻之，而随经刺穴即愈”句，是说刺后须用手重捻按痛处以增强疗效，促进恢复。关于针刺治痛于刺后揉按在《黄帝内经》已有多处示范，至元代针书又再次强调，而今天的针灸人常忽视这一点，反而是干针从业者体会更深。此外，行“决痛针法”后，还须“随经刺穴”才能真正愈疾，这也是《黄帝内经》的治疗理念——血脉流通之后，取经脉本输调和血气令和才是真正意义上的“治愈”。而今能理解这一治则的人更少。

不定穴：又名“天应穴”。“但疼痛便针，针则卧针，出血无妨，可少灸”。(《玉龙歌》)

从以上文字不难看出，“决痛针法”在元代重现不是偶然的，因为“沿皮透刺”“天应穴”这两个针刺治痛的重要概念都在元代再确认。及至清代，以针法见长的李守先解读《玉龙歌》“天应穴”则发前人所未发：

先治周身疼痛多矣，必病人亲指出疼所，即以左大指或食指爪掐之，病人龂牙咧嘴，惊颤变色，若疼不可忍，即不定穴也，即天应穴也。右手下针，疼极必效。(《针灸易学》)

根据李氏的经验，元代所说的“天应穴”不是一般意义上的“压痛点”或“阿是穴”，而是“病人啮牙咧嘴，惊颤变色，若疼不可忍”的痛处才是，并且若刺准“天应穴”，病人的反应是“疼极”，出现这样的反应，会收到“必效”的针效。对此，今天也是干针从业者的体会比针灸人更深更真。

在中国的李守先之前，朝鲜的针灸太医许任对于“天应穴”也给出了有意义的解读：

手臂筋挛、酸痛：医者以左手大拇指坚按筋结作痛处，使不得动移，以针其筋结处，锋应于伤筋，则酸痛不可忍处是天应穴也。随痛随针，神效，不然则再针。凡针经络诸穴无逾于此法也。(《针灸经验方》)

经过元明清三代中外针工的解读，可得“决痛针法”操作的完整步骤：

1. 按寻结筋或无结筋仅有高张力区而按之极痛处。

2. 有结筋作痛者，以左手按压固定勿使动移，右手持粗毫针贯刺结筋，病人出现“疼极”“酸痛不可忍”的反应，即是刺中结筋，则可获“必效”“神效”之疗效；若只寻得高张力区而未见结筋，但在高张力区某一点按压，“病人啮牙咧嘴，惊颤变色，若疼不可忍”，则以员利针或粗毫针卧针向最痛点平刺或斜刺。

3. 刺毕，须用手重捻按痛处以增强疗效，再于相关经脉本输处用毫针调血气令平以收功。

想必，以干针为业的读者读到这里，一定不敢(或不愿)相信：被西方视为“医学针灸”(Western Medical Acupuncture)技术支柱的“干针”，除了 dry needling 这个名称外，都来自 1315 ~ 1798 年间的古典针灸刺法“决痛针法”——从适应证到诊断标准；

从治疗工具到刺法；从针刺的反应到疗效的评价，一直到针刺后的辅助治疗，皆无出其右也。对此毋庸置疑——只要不存偏见或成见的话。

治肾虚腰痛久不已

刺足少阳经肩井二穴。

次针足太阳经肾俞二穴，在背俞部，第十四椎下两旁相去各一寸五分，与脐平。针入五分，留七呼，可灸以年为壮。

治腰脊内引痛不得屈伸，近上痛者

刺手阳明经合谷二穴。

近下痛者

刺足太阳经昆仑二穴。

次刺足少阴经伏白[1]二穴，在足内踝上二寸陷中。针入三分，留三呼，灸三壮。

治脊强反折

刺督脉哑门一穴，应时立愈。

---

① 伏白：即“复溜”穴。

治臂膊疼痛不可忍

刺足少阳经肩井穴。

手阳明经肩髃穴。

次曲池穴，得气先泻后补之。灸亦大良，可灸三壮。

【点评】据《千金翼方》《太平圣惠方》引文可知，此针方出自甄权《针经》。《千金翼方》引文作“肩髃，主偏风半身不遂，热风，头风，刺风，手不上头，捉物不得，挽弓不开，臂冷酸疼无力。针入八分，留三呼，泻五吸，在膊骨头陷中平手取之。偏风不遂，可至二百壮，过多则臂强，慎酒、肉、五辛、热食、浆水。又针曲池，入七分，得气即泻，然后补之，大宜灸，日十壮至一百壮止。十日更报下少至二百壮”；《太平圣惠方》引曰“肩井……背膊闷，两手不得向头，或因马扨伤，腰髋疼，脚气。针入四分，先补而后泻之。出甄权《针经》”。

治腰胯疼痛不得转侧

刺足少阳经环跳二穴，在髀枢中，侧卧伸下足、屈上足取之。用长针针入一寸。

次针丘墟二穴，在足外踝下如前陷中，去临泣穴三寸。针入五分，留三呼，灸三壮。

治胸胁痛不可忍

刺足厥阴经期门二穴，肝之募也，在不容旁一寸五分，直两乳第二肋端。足太阴、阴维之会。针入四分。

次针章门二穴，脾之募也，在大横外直脐季肋端。侧卧屈上足、伸下足、举臂取之，足少阳之会。针入六分，可灸七壮，至七七壮。

次针足厥阴经行间二穴。

足少阳经丘墟二穴。

足少阴经涌泉二穴。

治胸中痰饮，蛊毒，霍乱，惊悸，腹胀暴痛，恍惚不止，吐逆不食

刺任脉巨阙一穴，心之募也，在臆前蔽骨下一寸五分，鸠尾下一寸。用毫针针入六分即止。此穴化气除涎大妙。

次针足阳明经三里二穴，应时立愈。

【点评】此方谓巨阙穴“化气除涎大妙”，本穴及“治风痰头痛”方中丰隆祛痰之效，同为窦太师针灸经验总结并倡导。然而今人针灸祛痰似乎只“丰隆”一穴而已。

治五膈气喘息不止

刺任脉中脘一穴，一名太仓，胃之募也，经云腑会太仓。在上脘

穴下一寸，兼脐上蔽骨下当中是也。手太阳、足阳明所生，任脉之会。上纪者，中脘也。用毫针针入八分。

次针足厥阴经期门二穴。

凡刺腹部诸腧穴，气虚人纳息大七八口，下入丹田，闭气刺之。

【点评】“凡刺腹部诸腧穴，气虚人纳息大七八口，下入丹田，闭气刺之”，乃许氏腹部深刺法的操作要领，参看“治五噎，黄瘅，醋心，多睡，呕吐不止”方点评。

治心闷不已

刺手少阳经支沟二穴。

足阳明经三里二穴。

治热劳上气喘满，腰背强痛

刺足太阳经肺俞二穴，在背俞部，第三椎下两旁相去同身寸之各一寸五分。针入五分，留七呼，可灸百壮即止。

次针手太阴经尺泽二穴。

治卒心痛不可忍

刺任脉上脘一穴，在蔽骨下三寸，足阳明、手太阳之会。针入八分，先补后泻之。其穴下针令患人觉针下气行如滚鸡子入腹为度。

次针气海二穴。

足少阴涌泉二穴。

无积者刺之如食顷而已；有积者，先饮利药，后刺之立愈。如不已，刺手厥阴包络经间使二穴，在掌后三寸两筋间陷中。

次针手少阳三焦经支沟二穴。

次针足阳明经三里二穴。

如灸冷心痛，燔针针任脉巨阙穴。如五脏气相干心痛者，刺之无不愈。有小肠气、痃癖、膀胱气、胁痛等疾，皆痛至心，宜审谛，不可执一而刺之。

【点评】“有积者先去其积而后刺之”是古典针灸学的一条重要治则，故此方曰“无积者刺之如食顷而已；有积者，先饮利药，后刺之立愈”，所以言“有积者，先饮利药”而不言“先刺去其积”者，乃因腹部深刺除积刺法失传久矣。注文所说“如五脏气相干心痛者，刺之无不愈。有小肠气、痃癖、膀胱气、胁痛等疾，皆痛至心，宜审谛，不可执一而刺之”，强调临证诊疗须根据病症的不同病机而采用不同的治法。此方论病取穴施治皆周详而恰当，充分反映了原方作者丰富的临证经验。又“治伤寒饮水过多”针方则根据不同的兼症而配不同的穴，可参看。不难看出，“治病直刺诀”所辑之针方体现出鲜明的辨症施治的特点，根据不同的病症而采用不同的治法，或选用不同的腧穴，以提高针刺疗效。

治腹暴胀按之不下

刺任脉中脘、气海二穴。

次针足阳明经三里二穴。

治男子元脏发动，脐下痛不可忍

刺任脉气海一穴。

次针足太阴经三阴交二穴立愈。

治男子脏气虚惫，真气不足，一切气疾久不瘥，不思饮食，全无气力

燔针针任脉气海一穴。针入五分，可灸百壮。

次以毫针针足阳明经三里二穴。

治脾胃虚弱，心腹胀满，不思饮食，肠鸣腹痛，食不化

刺足阳明经三里二穴。

次针足太阴经三阴交二穴。

凡刺腹痛诸腧穴，须针三里穴下气，良。

【点评】许氏腹部深刺法，配合足三里下气，不仅可增强疗效，而且可显著减轻后遗针感。此外，若遇敏感怕痛病人，可先刺足三里穴，再刺腹部穴。参看“治转脬小便不通”方点评。

治水痢不止，食不化

刺足阳明经天枢二穴，大肠之募也，在夹脐两旁各二寸。针入五

分，留十呼，可灸百壮。

治脱肛

刺督脉百会一穴，在顶中央旋毛中可容豆。针入二分，可灸七壮，至七七壮即止。

治腹有逆气上攻，心腹胀满上抢心，痛不得息，气冲腰痛不得俯仰

灸足阳明经气冲二穴，在脐下七寸，两旁相去各二寸，鼠鼷上一寸动脉应手宛宛中。可灸七壮，炷如大麦，禁针。

次针三里二穴而愈。

治痃癖，小肠、膀胱、肾余[1]疝气等疾

刺任脉气海一穴。

次针五区二穴，在气海两旁相去各三寸三分，一并三穴，燔针刺五分，可灸百壮即止。

次以毫针刺足阳明经三里二穴、足太阴经三阴交二穴。

【点评】高武将此方中之“五区”认作“五枢”。而从以下证据可判定“五区”非足少阳经穴“五枢”：其一，二穴的定位不同；

① 肾余：即睾丸。

其二，按照《针经摘英集》的编撰体例，如果方中“五区”为“五枢”之误，那么，会像其他经穴一样，前面当有“足少阳经”字样。

治小腹疼痛不可忍者

刺任脉关元一穴。

次针足阳明经三里二穴。

治尸厥

刺任脉玉泉一穴，在脐下四寸。针入三分。

次针足太阴经隐白二穴，在足大趾端内侧，去爪甲角如韭叶。针入三分。

更兼两胁下熨之。

治鬼击

刺足阳明三里二穴、手少阳经支沟二穴立愈。不愈复刺。

《灵枢经》云：刺之气不至，无问其数，刺之气至，去之勿复针。

治中恶

刺督脉水沟一穴。

任脉中脘、气海二穴。

凡刺胸腹者必以布缴乃单布上刺。

治男子卒疝少腹痛不可忍

刺足厥阴经大敦二穴，在足大趾外侧端，去爪甲角如韭叶及三毛中。针入三分，留六呼，可灸七壮。

次针足阳明经阴市二穴，在膝上三寸，伏兔下，若拜而取之。针入三分，可灸五壮。

兼刺阴跷经照海二穴，在足内踝下。针入三分，可灸七壮。四穴左取右，右取左，刺之立已。

治风痫，热病，心风惊悸，霍乱吐痢，伏梁气状如覆杯

刺任脉上脘一穴。

次针足阳明经三里二穴。

治口疮，舌下肿难言，舌纵涎出及舌根急缩

刺任脉廉泉一穴，一名舌本。在颔下结喉上，阴维、任脉[1]之会。可灸三壮，针入三分，得气即泻。

次针足少阴经涌泉二穴。

---

① 任脉：原脱，据《铜人腧穴针灸图经》补。

治伤寒在表，发热恶寒，头项痛，腰脊强，无汗，尺寸脉俱浮

宜刺手阳明经合谷二穴，依前法刺之。候遍体汗出即出针，此穴解表发汗大妙。

【点评】窦太师针灸治汗多用合谷、复溜二对穴，《窦太师针经》曰："复溜二穴：足少阴肾经第七穴。在足跟上一寸。刺入一分，沿皮顺下一寸半。治伤寒无汗，补合谷，泻此穴，立出汗；多补此穴，泻合谷，立止。"又《玉龙歌》曰："伤寒无汗泻复溜，汗多最用合谷收，若还六脉俱微细，下针才补脉还浮。"可见，针灸疗效不仅关乎取穴，还关乎补泻。

治伤寒结胸者

别使人以手于心蔽骨下正痛处左畔揉之，以毫针刺左畔手少阳经支沟二穴，在腕后三寸两骨之间，坐而侧臂取之。针入二分。

次至手厥阴经间使穴即止，名曰双关刺。

次针右畔足厥阴经行间穴，在足大趾间动脉应手陷中，卧而取之。针入六分。

此支沟、行间穴下针至分数，内捻针令病人五吸，次外捻针三呼，又次内捻针五吸讫，长呼一口气出针，即左畔一壁结胸立效。右畔依上刺之，慢慢呼吸停腾用针，获时而愈，无有不效。

【点评】刺支沟至间使，此方曰"双关刺"，今曰"透穴刺"。在传世针灸文献中最早记载透穴刺法者即元代针灸书，记载最多

应用最广的为窦太师针灸书。

治伤寒饮水过多，腹胀气喘，心下痛不可忍

刺任脉中脘、气海二穴立愈。

如少腹上有气冲者，兼刺足阳明经天枢、气冲、三里等穴。

次针足太阴经三阴交穴。如无此证只刺前穴而已。

【点评】此方治气喘心下痛，除设有正方外，还附有不同病机的随方加减应用的示范——“如少腹上有气冲者，兼刺足阳明经天枢、气冲、三里等穴”。气上冲胸多为阳明经及冲脉之气冲逆，而天枢、气冲、三里为针治阳明、冲脉气逆的要穴，故取之。此乃举一例以示范，临证选穴设方“宜审谛，不可执一而刺之”。

治男子妇人血结胸，面赤，大燥口干，痟渴，胸中疼痛不可忍者

刺足厥阴经期门二穴。

次针任脉关元一穴。若妊娠不得刺关元穴，刺之胎死不出，子母俱亡，切须慎之。

治伤寒过经不解

刺足厥阴经期门二穴，使经不传。

凡治伤寒，辨其足三阴三阳经，审而刺之。仲景伤寒传足经，不传手经，此之谓也。

【点评】此方辑自《铜人腧穴针灸图经》，经曰："若伤寒过经不解，当针期门，使经不传。针入四分，可灸五壮。"

治伤寒手足逆冷

刺足太阴经大都二穴，在足大趾内侧本节后陷中。针入三分。

次针足阳明经内庭二穴。

次针足少阴经太溪二穴，在内踝后跟骨上动脉陷中。针入三分。

次针足厥阴经行间二穴。

治伤寒交汗不出

刺足少阳经风池二穴、侠溪二穴，在足小趾歧骨间本节前陷中。针入三分。

次手太阴经鱼际二穴，在手大指本节后内侧散脉中。针入二分，留三呼。

次经渠二穴，在手寸口陷中。针入二分。

次足阳明经内庭二穴，应时汗出。

治伤寒胸中热不已

泻足太阳经大杼二穴，在项后第一椎下两旁相去各一寸五分陷中。针入五分。

次风门二穴，第二椎下两旁相去各一寸五分。针入五分，留七呼。

次手太阴经中府二穴，在乳上三肋间，动脉应手。针入三分。

次足阳明经缺盆二穴，在肩下横骨陷中。针入三分。

治伤寒胃中热不已

泻任脉中脘一穴、足阳明经三里二穴。

次上廉二穴，在三里下三寸，举足取之。针入三分。

次下廉二穴，在上廉下三寸，当举足取之。针入八分。

气冲二穴，一名气街。

治伤寒四肢热不已

泻手太阴经云门二穴，在结喉下四寸，两旁相去各六寸，巨骨下。针入三分，不宜深刺，可灸五壮。

次针手阳明经肩髃二穴，在肩端两骨间陷者宛宛中，举臂取之。针入二分。

次太阳经委中二穴。

次督脉腰俞一穴，督脉气之所发也。在二十一椎节下间宛宛中，以挺腹地舒身，两手相重支额，纵四体，然后乃取得其穴。针入五分，留七呼，可灸七七壮。

【点评】此方并前两首方皆源出于《素问·水热穴论》刺热病五十九穴。在此之前，张洁古“辨伤寒热甚五十九刺”已用于治疗伤寒热病。

治产生理不顺，或横或逆，胎死腹中，胞衣不下

刺足厥阴经太冲二穴，在足大趾本节后二寸，或一寸半陷中。针入八分，补百息。

【点评】此方辑自《千金翼方》卷二十六，原方作“横产手出，针太冲入三分，急补百息，去足大趾奇一寸”，其中“百息”是指补法操作的时间为一百息(一呼一吸曰“一息”)。元代杜思敬《针经摘英集》的理解完全正确，而今人误解为穴名，于奇穴类另立“百息”一穴。

次补手阳明经合谷二穴。
次泻足太阴经三阴交二穴。立时分解，决验如神。

【点评】刺合谷、三阴交治难产方辑自《铜人腧穴针灸图经》，经曰：“昔有宋太子性善医术，出苑逢一怀娠妇人。太子诊曰：是一女也。令徐文伯亦诊之：此一男一女也。太子性急欲剖视之，臣谓针之，泻足三阴交，补手阳明合谷，应针而落，果如文伯之言。故妊娠不可刺。”王惟一又特于合谷穴下附加一条刺禁曰：“今附：若妇人妊娠不可刺，刺之损胎气。”

治产妇血运[1]不省人事

针手少阳经支沟二穴、足阳明经三里二穴、足太阴经三阴交二穴。

① 运：通“晕”。

治妇人经血过多不止并崩中者

毫针刺足太阴经三阴交二穴。

次针足厥阴经行间二穴。

次足少阳经通里[①]二穴，在足小趾间上二寸骨罅间。针入二分，各灸二七壮。

凡灸虚则炷火自灭，实则灸火吹灭。

治产子上逼心

病人正坐，用人抱头抱腰微偃，以毫针刺任脉巨阙一穴。举手下针，刺至即止，令人立苏不闷。

次针补手阳明经合谷二穴；泻足太阴经三阴交二穴，应针而落。

如子手掬心，生下手心内有针痕；如子顶母心，向前人中有针痕，向后枕骨上有针痕，是验。

治女子漏下不止

刺足太阴经三阴交二穴、足厥阴经太冲二穴并止。

治妇人经脉不通

刺手阳明经曲池二穴、手少阳经支沟二穴、足阳明经三里二穴、

① 通里：据其部位，相当于足少阳经“临泣”穴。明代高武不察，将此方主治症辑入手少阴经“通里”穴中，误也。

足太阴经三阴交二穴。

如经脉壅塞不通者，泻之立通；如经脉虚耗不行者，补之经脉益盛即通行矣。

【点评】此方所说“妇人经脉”是指妇人月经之脉，所谓“经脉不通”即经闭也。这里特别值得一提的是，此方指出妇人经脉不通有血瘀不通者，有血虚不通者，对于后者，今人多不甚留意，故针灸治疗经闭不能十全也。

治妇人堕[①]胎后手足逆冷

刺少阳经肩井二穴立愈。

【点评】此方出自《太平圣惠方·针经》卷九十九，原方作“若妇人怀胎落讫，觉后微损手足弱者，针肩井，手足立瘥。若有灼然解针者遣针，不解针者不可遣针。灸乃胜针，日灸七壮，至一百罢。若针肩井，必三里下气。如不灸三里，即拔气上，其针髆井。出甄权《针经》”。此经验方出自甄权《针经》，之所以强调“若有灼然解针者遣针，不解针者不可遣针”，是因为古人发现针此穴掌握不好深浅容易出现“闷倒”（即气胸），另据调查，今之针灸临床中针刺引起气胸者，以肩井穴为高，可见古今针灸人的经验是一致的。又原方主治妇人产后或落胎后手足无力，而《针经摘英集》用治妇人落胎后手足冷。

① 堕：原作“随”，据《铜人腧穴针灸图经》改。

治蝎螫不可忍者

详其经络部分逆顺，蹙气毫针刺之。

其针咒过，咒曰：天灵即荣，愿保长生，太玄之一，守其真形，脏腑神君，各保安宁，神针欲下，万毒潜形。急急如律令摄。凡针咒之，其病速愈。默念一遍吹一口气于针上刺之。

【点评】针刺配合念咒语多为道家针法的特点，如《真诰》针灸治病皆要求病人作道功，或存思内视，或口念咒语。古医籍系统记载针咒法者为出自唐末宋初的道医之手的《素问亡篇·刺法论》，此篇载录的调神针法与《真诰》一脉相承，存想、呼吸、针刺三位一体，一气呵成。透过其中巫术的面纱，可清楚看到意念在针灸治病中不可忽略的重要作用。相比于今日针灸病人被动接受治疗，《真诰》《刺法论》与按摩、存想、气功相结合的针灸更完整也更有效。诚如此方下注文所曰“凡针咒之，其病速愈”。至于蒙在针咒法之上的巫术面纱，完全可以通过“六字诀”，或其他更简单的口诀替代咒语而揭开。

借助于意念“存想”训练、调动人体潜能，以及治疗疾病的价值，近十多年来首先在体育运动训练以及康复医学中得到体现，并在作用机制探索方面取得了可喜的成果①。

针灸与气功、导引结合，或者说将气功、导引的理念和方法

---

① 黄家勇．表象训练在国内研究综述[J]．体育世界(学术版)，2018(03)：7－8；闫静．基于脑电的脑卒中患者运动想象认知过程的研究[D]．上海交通大学，2012；倪成明，李腾，郑舒畅，等．神经肌肉电刺激配合运动想象疗法对偏瘫患者上肢运动功能恢复的疗效观察[J]．中国康复医学杂志，2012，27(12)：1154－1156.

自觉地应用于针灸中，应当成为针灸发展的一个重要方向。

治急食不通并伤寒水结

刺手阳明经三间二穴，下针至合谷穴，三补三泻，候腹中通出针。

次取足太阳经承山二穴，在兑腨肠下分肉之间陷中。针入七分，泻之。

治闪著腰疼错，出气腰疼及本脏气虚

以员利针刺任脉气海一穴。肥人针入一寸，瘦人针入五分，三补三泻。令人觉脐上或脐下满腹生痛，停针候二十五息，左手重按其穴，右手进针三息。又停针二十五息，依前进针，令人觉从外肾热气上入小腹满肚出针，神妙。

【点评】此方刺法与前述许氏《针经》刺法特点相同，当辑自许氏治疗经验，故针刺深度及刺法皆当采用许氏腹部深刺法，才能获得“令人觉从外肾热气上入小腹满肚”的神效。参看“治五噎，黄瘅，醋心，多睡，呕吐不止”方点评。

治头风面肿，项强不得回顾

刺手少阳经天牖二穴，在颈筋缺盆上天容后，天柱前，完骨下，发际上。针入五分，留七呼，不宜补，亦不宜灸。若灸之，面肿眼合，取足太阳经譩譆二穴，在背俞部第三行肩髆内廉，夹第六椎下两旁相去各三寸，正坐取之，足太阳脉之所发也。针入六分，留三呼，泻五吸。后针天牖、风池，其病即瘥。若不先针譩譆即难瘳其疾也。此者久病流注之法，今举此为例，学者宜须审详。

治小肠气

以毫针刺足厥阴经行间二穴、足阳明经三里二穴。

治脉微细不见或时无脉者

以员利针刺足少阴经复溜二穴，在内踝上二寸陷中。针至骨顺针往下刺之，候回阳脉生大，乃出针。

【点评】针灸救治无脉症多用动脉之输，故此方若用足少阴之原“太溪”亦佳。取复溜治无脉症多见于元代窦太师针方，例如《玉龙歌》曰：“伤寒无汗泻复溜，汗多最用合谷收，若还六脉俱微细，下针才补脉还浮。”又《窦太师针经》曰：“复溜二穴：足少阴肾经第七穴，在足跟上一寸。刺入一分，沿皮顺下一寸半。治伤寒无汗，补合谷，泻此穴，立出汗；多补此穴，泻合谷，立止。大回六脉。”

十四经发挥

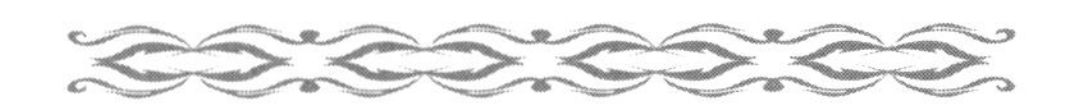

元 · 滑 寿◎撰

黄龙祥◎点评

黄幼民◎点校

目录 | Contents

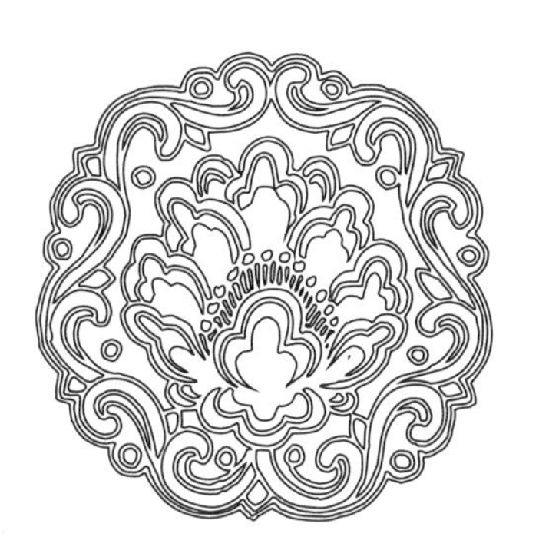

① 附：仰伏人尺寸图：此注，《医学集览》本、明抄本均注于下卷“奇经八脉篇”下。但《医学集览》本此二图仍附于上卷“手足阴阳流注篇”之前。明抄本附于下卷之末。

十四经发挥卷中

全书点评 | 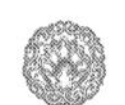

《十四经发挥》是滑寿在元代针灸科教授忽吉甫《金兰循经》一书的基础上补注、改编而成的。原书 3 卷，编成于元至正元年（1341），约刊于明洪武初年。

此书采用“循经考穴”的方式，对《金兰循经》所载周身 354 穴逐一归经，并按《灵枢·经脉》十二经流注次序及方向加以排列，对于后世腧穴归经及排列法产生很大影响。明中期杨珣《针灸集书》、清初严振《循经考穴编》均为此派的代表著作。

一、成书背景

滑寿，字伯仁，自号樱宁生，生于元延祐元年（1314），卒于明洪武十九年（1386），是元末著名医家。幼年习儒书于韩说先生，博览群书，工诗文而尤长于乐府，后弃科举而钻研医术，曾从京口名医王居中习经典医籍，又学针法于东平高洞阳。因其文史功底很好，故所著医书以注释见长，《十四经发挥》只是其医经注解之一。

《金兰循经》，又作《金兰循经取穴图解》，元太医院针灸科教授忽吉甫（高武称作“忽泰必列”）编撰，于大德癸卯年（1303）由忽氏之子光济诠释后刊行。此书正文实出自王惟一《铜人腧穴针灸图经》，滑氏不直接引王惟一书，而转录自《金兰循经》，或未得见《铜人图经》原书。

此原刊本早佚；南京图书馆现藏有明抄本一部，抄自早期刊本或抄本；嘉靖间有薛铠校刊本，今也不存；万历间，24 种本《薛氏医案》及《医学集览》两部医学丛书所收《十四经发挥》均出自南京太医院重修本；又日本早在庆长元年（1596）即刻有此书单行本，已佚。今考现存最早宽永二年（1625）刻本，源出于薛铠校刊本，较上述两种丛书本更接近原书旧貌。

二、价值与影响

《十四经发挥》卷上论述十二经脉的流注方向、经脉的功能及经气的循行，相当于全书的总论。卷中详述十四经循行路线及其病候。滑寿在《金兰循经》原文及注文的基础上，循经考穴，一一注明腧穴的部位，将腧穴的归经、排列次序与经络循行的方向、路线紧密联系，并编纂"十四经穴歌"置于各经之前，共载穴 657 个，其中双穴 303 个，单穴 51 个。卷下论述奇经八脉的循行并循脉考穴。在内容上远较忽氏原书丰富，对后世针灸腧穴书产生了深远的影响。故自《十四经发挥》出，则忽吉甫《金兰循经》一书隐而不传，诚如高武所说，"自滑氏注《十四经发挥》，而人始嫌其简略"。明中期杨珣《针灸集书》卷下即在《十四经发挥》基础上进一步发挥而编成；清初严振《循经考穴编》又在《针灸集书》的基础上将循经考穴推向了顶峰。明代高武也十分推崇滑氏针灸书，其《针灸聚英》中几乎全文引录了《十四经发挥》文字。

该书的学术价值主体体现在两方面：

1. 成为明代的腧穴"正经"

在针灸发展史上，每一个朝代都有其腧穴命名和定位的标准文本，曰"正经"。宋以前的"正经"是《黄帝明堂经》；宋代官修的标准文本为《铜人腧穴针灸图经》；金元没有重新制定标准，据宋代标准

《铜人腧穴针灸图经》改编的《金兰循经》可视为元代的经穴标准；而《十四经发挥》则又是《金兰循经》的升级版，成为了明代针灸经穴的事实标准，特别是在明初到明中期，《铜人腧穴针灸图经》一度不传，《十四经发挥》更是被明代医家视为腧穴之“正经”。明代高武的观点很有代表性：

或问：《铜人》《千金》等书空穴多，《十四经发挥》所载空穴少，如风市、督俞、金津、玉液等，彼有此无，不同何也？曰：《十四经发挥》，据《素问·骨空篇论》及王注。若《铜人》[①]《千金》纂，皆偏书，非岐黄正经也。（《针灸聚英》卷四）

故高武在编撰《针灸聚英》时，经穴的选择、命名和定位一依《十四经发挥》而定。

2. **循经考穴**

在滑寿之前，王惟一《铜人腧穴针灸图经》已完成所有354穴的归经工作，《圣济总录》又据《灵枢·经脉》，重新规定了十四经脉的排列顺序及经穴终始方向。而滑寿则将各经之穴排列次序及起止穴完全按照经脉循行的顺序重新排列。由于滑氏的上述变革人为地加强了腧穴与经络的联系，突出了经络学说的重要地位，故深得明代高武的推崇，其《针灸聚英》中几乎引录了《十四经发挥》一书的全文。稍早于高武的杨珣《针灸集书》在滑伯仁补注的基础上更详注腧穴部分。清初严振又在《针灸集书》的基础上，将腧穴的各项内容均夹注于经脉循行文字中，编成《循经考穴编》一书，成为滑伯仁“循经考穴”之法的总结之作。

现代针灸腧穴书完全接受了《十四经发挥》的腧穴归经法。明清

① 这里所说《铜人》是指后人据《太平圣惠方》第九十九卷所改编的7卷本《铜人针灸经》，而不是宋代经穴标准《铜人腧穴针灸图经》。

一些针灸书如《针灸集书》、明刊三卷本《铜人图经》《经络考》《灵枢经脉翼》等书中的腧穴图即采用了滑寿的图。

3. 经穴图的贡献

《十四经发挥》卷中所载14幅经络腧穴图与书中滑氏注文所述特征完全吻合，而与《金兰循经》中腧穴图不同。可见，这14幅图出自滑寿之手，而不是采用的忽氏原图。

元代太医院针灸科教授忽吉甫《金兰循经》一书，高武虽备有原书，但由于编排上的困难，未能将原书中的4幅大型折叠“明堂图”原图收入书中，只是于卷首附载4幅相应的简图。又，现藏北京图书馆的《明堂图》的一种传本于正人图题曰：“许昌伯仁滑寿著；万历丁丑　新安鹤皋吴崑校正；乾隆壬寅　吴郡魏玉麟重镌”。其中正人图、伏人图与吴崑《针方六集》附图极相近，文字错误极少，故此图可能经过吴崑的校勘。而此图与滑寿《十四经发挥》图文有重大差异，故不大可能出自滑氏之手。

附有大幅折叠图的《金兰循经》梓于吴门，故吴郡魏玉麟得以重刊，以及新安吴崑校正，都完全可能，只是谓滑寿撰图者，证据不足。主要理由：该图腧穴连线次序与《十四经发挥》不同（如足阳明、手少阳），特别是足部足少阴肾经穴排列次序与《十四经发挥》不同，而与《针方六集》同。这也可作为此图早于元末滑氏年代的一个证据。

《十四经发挥》不仅对中国明代的针灸腧穴文献产生了深远的影响，而且还深深影响了日本的针灸，明代薛氏校刻之《十四经发挥》单行本传到日本，很快引起日本医学界的高度重视，据小曾户洋考察，最早的日本刊本为庆长元年（1596）小濑甫庵刊印的活字本，1596～1805的209年间，此书被先后重刊或重印了18次。

需要指出的是，《十四经发挥》对于后世，特别是对现代针灸腧穴学的发展也有一些负面影响。例如，滑寿为了迁就体表经脉循行路线，将腧穴的排列次序，特别是足阳明经和足太阳经穴的排列，做了重大变动，使得腧穴连线出现了不自然的逆向折返，且对于足太阳经穴排列法并未显示出优于前人之处，故多数明清针灸书如《医经小学》《医学纲目》《针灸大全》《针灸问对》《类经图翼》《针方六集》《医宗金鉴》《针灸逢源》等仍沿用《铜人腧穴针灸图经》《圣济总录》《金兰循经》的腧穴排列，而并未采用滑氏排穴法。对于滑氏书中某些观点，明代医家也早就提出了批评，例如楼英《医学纲目·阴阳》卷一按语以相当长的篇幅对滑氏排穴法提出非议："又按经云，足少阳之脉起于目锐眦，上抵头角，下耳后。未尝言其脉有曲折也。今《发挥》谓足少阳脉起目锐眦，作三折，从目锐眦至完骨是一折，又自完骨至睛明是一折，自睛明至风池是一折。则是《内经》以经脉之曲折朦胧者为直行也。"汪机在注《读素问钞》时，重申了楼英的观点。其实，经穴并不都位于体表经脉循行线上，经穴连线与经脉循行线本不相同，而滑氏按经脉的体表循行次序规定腧穴的排列次序，又于14幅经穴图上标注重要的经络循行部位，极易使人将此腧穴图误读为经脉循行图，将归经腧穴理解为位于经脉循行线的穴。事实上现代不少从事经络实验研究的人员正是将这种腧穴图作为经络图加以考察。自从20世纪50年代编撰中医高等院校针灸学教材以来，不少教材的编写人员也将"经穴"理解为经脉循行线的穴，由此造成了对"经外奇穴"的规范命名及定义的几十年的徘徊，至今未能走出困惑。

三、学习要点

1. 理解编撰体例分清基本构成

传世本《十四经发挥》主要由正文、十四经穴歌、注文、经穴图四部分构成。其中注文包括原注、后人附注二重构成，经穴图也有原图、附图两部分。不同的卷，其构成也不相同，例如卷中包括正文、忽吉甫注文、滑氏注文、滑氏补文四个层次，而卷下则只有滑氏补文一个层次。《十四经发挥》原有"凡例"一篇，作为该书的编写说明。

但对于该书基本构成的标示方法却没有交待，读者难以辨识哪些文字是正文，哪些是注文；哪些是滑伯仁抄录《金兰循经》的正文，哪些是其增补的正文；以及注文中哪些是《金兰循经》的旧注，哪些是滑伯仁的补注等。笔者通过研究传世本的刊刻体例，并参阅滑氏《读素问钞》所引《金兰循经》文字，辨识《十四经发挥》全书基本构成如下：

① 上卷凡录自《金兰循经》的文字均顶格书，并分段详解。

② 中卷录自《金兰循经》的原文顶格书，注文低一格书。而滑氏新增的正文均低二格书，并不加注解。

③ 下卷正文、按语及注文均直接抄自《圣济总录》一书，故均低一格书，滑氏也不补注。

④ 关于《金兰循经》的原注和滑伯仁的补注，单从刊刻体例上已无法分辨。通过比对《读素问钞》，并参照滑寿《难经本义》，楼英、薛己、高武等人引录《十四经发挥》之文，基本可判定：《十四经发挥》卷中对于十四经循行原文中部位、穴位、骨骼等注释为《金兰循经》原注，其余注文为滑寿补注文字。

2. 理解腧穴归经的意义

所谓“腧穴归经”是指将不同历史时期的腧穴标准文本——“正经”之穴用经脉归类的过程。故切不可将“经穴”理解为位于经脉循行线上的穴，不可将《十四经发挥》的经穴图理解为经脉循行图。基于这一理解，才能对滑伯仁的腧穴归经有正确的理解和客观的评价。例如经脉循行有曲折，而经穴排序则不必随之绕圈。另外，络穴归经并不能改变其原有的络脉诊疗的属性，同样跷脉、维脉代表穴归入相应的经脉也不能获得诊疗经脉病症的功能。

3. 理清学术源流

《十四经发挥》采用文献很简单，其中卷上、卷中顶格书正文均抄自《金兰循经》；滑氏新增的正文为经脉病候及脏腑生理解剖，其中经脉病候文字出自《圣济总录》，脏腑内容摘自其代表作《难经本义》。由于这两部分正文出自不同医家之手，故在内容上也有不同的特点。顶格书的十二经循行的正文与明正统拓本《铜人腧穴针灸图经》的特征相吻合，而低二格书的十二经病候正文却多与《圣济总录》相应文字相符合。卷下“奇经八脉篇”则直接录自《圣济总录·奇经八脉》卷一九二，篇首小序为滑氏所撰。切不可一见经脉循行及病候文字，就用《灵枢·经脉》为依据断是非曲直，更不可以此校改《十四经发挥》的正文和注文。

此外，要理解《十四经发挥》对《金兰循经》的继承与发扬，须特别注重参阅滑氏《读素问钞》一书；要了解《十四经发挥》对后世针灸学的影响，还须参阅《针灸集书》《针灸聚英》《循经考穴编》等书。

黄龙祥

2020 年 2 月

整理说明 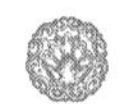

《十四经发挥》约刊于明洪武初年，此原刊本早佚；南京图书馆现藏有明抄本一部，抄自早期刊本或抄本；嘉靖间有薛铠重刊本，今也不存；万历间，二十四种本《薛氏医案》及《医学集览》两部医学丛书所收《十四经发挥》均出自南京太医院重修本；又日本早在庆长元年（1596）即刻有此书单行本，已佚。今考现存最早宽永二年（1625）刻本，源出于薛铠校刊本，较上述两种丛书本更接近原书旧貌。

1. 版本　以日宽永二年刊本《十四经发挥》为底本，此是现存最早的单行刻本。以国内现存最早的刻本明万历吴琯氏刊《薛氏医案》本及日本国立公文书馆内阁文库藏明刊《医学集览》作对校本。

2. 他校资料考察　《针灸聚英》几乎引录了《十四经发挥》的全部内容，所据版本早于现存各本《十四经发挥》，故用作主要他校书；《十四经发挥》卷下全文（包括部分注文）源自《圣济总录》卷一九二，卷中滑氏所补辑十二经病候及所注释腧穴文字也采自该书，故这部分文字以《圣济总录》作他校；滑寿《读素问钞》"经度"卷引录了《金兰循经》的基本内容，也是珍贵的他校资料。

3. 他校书版本　《圣济总录》采用日本文化十三年（1816）据元大德版摆印活字本；《针灸聚英》采用明嘉靖刊本；《读素问钞》采用明嘉靖刻、崇祯重修《汪石山医书八种》本；《铜人腧穴针灸图经》采用明正统石刻拓本。

4. 版式说明 《十四经发挥》卷中构成较复杂，其正文与注文部分均分别包含忽泰、滑伯仁二家之文(尚未发现有薛铠注文)，但现行本中，这二者在形式上无任何区别，读者无法加以辨识。故此次整理作如下处理：①原底本顶格排的《金兰循经》的正文排小四号方正宋黑体；②底本中低一格的注文排小四号宋体，卷二中滑氏的注文前加“⊙”号以示区别；③底本中低二格的注文(主要是经络病候及一些其它注释)排小四号仿宋体；④底本中的小字注文排小五号仿宋体。书中的图均据原图绘制。

5. 文字处理 凡繁体字、古今字、俗字、异体字改为通用字；显系笔画差错者，均予径改，一般不出注。又因为原书为竖排，故原文中表示“前文”意思的“右”均改为“上”字。

新刊十四经络发挥序 

十四经发挥者，发挥十四经络也。经络在人身，手三阴三阳，足三阴三阳，凡十有二，而云十四者，并任、督二脉言也。任、督二脉何以并言？任脉直行于腹，督脉直行于背，为腹背中行诸穴所系也。手太阴肺经，左右各十一穴；足太阴脾经，左右各二十一穴；手阳明大肠经，左右各二十穴；足阳明胃经，左右各四十五穴；手少阴心经，左右各九穴；足少阴肾经，左右各二十七穴；手太阳小肠经，左右各十九穴；足太阳膀胱经，左右各六十三穴；手厥阴心包经，左右各九穴；足厥阴肝经，左右各十三穴；手少阳三焦经，左右各二十三穴；足少阳胆经，左右各四十三穴；兼以任脉中行二十四穴，督脉中行二十七穴，而人身周矣。

医者明此，可以针，可以灸，可以汤液投之，所向无不取验。后世医道，不明古先圣王救世之术，多废不讲，针、灸、汤液之法，或歧为二，或参为三，其又最下则针行者百一，灸行者什二，汤液行者什九而千万。抑何多寡之相悬耶！

或者以针误立效，灸次之，而汤液犹可稍缓乎？是故业彼者多，业此者寡也。噫！

果若是，亦浅矣哉，其用心也！

夫医之治病，犹人之治水，水行于天地，犹血气行于人身也，沟渠亩浍，河泖川渎，皆其流注交际之处，或壅焉，或塞焉，或溢焉，皆足以害治而成病，苟不明其向道而欲治之，其不至于泛滥妄行者否也；医之治病，一迎一随，一补一泻，一汗一下，一宣一导，凡所以取其和平者，亦若是耳，而可置经络于不讲乎？

滑伯仁氏有忧之，故为之图，为之注，为之歌，以发挥之。周悉详尽，曲畅旁通，后之医者，可披卷而得焉，伯仁氏之用心亦深矣哉！后伯仁氏而兴者，有薛良武氏焉，良武氏潜心讲究，其所自得，亦已多矣。乃复校[①]正是书而刊诸梓，欲以广其传焉，推是心也，即伯仁氏之心也。良武名铠，为吴之长洲人，有子曰己者，今以医判南京太医事，尤以外科名，而外科者，特[②]其一也，君子谓其能振家业云。

嘉靖戊子冬闰十月望日，前进士姑苏西阊盛应阳斯显书于金陵官寓

【点评】此序反映的是明中期针灸被冷落的情况，作序者一针见血指出这一现象背后的原因——医者明哲保身的思想。折射出当时的医患关系的紧张，古风不再，与金元时期针法、穴法的兴盛形成鲜明的对照。可见，针灸的发展命运还受到理论和技术之外诸多因素的影响。

---

① 校：原作“挟”，据享保本、明刊《薛氏医案》《医学集览》本改。
② 特：原作“恃”，据明刊《薛氏医案》《医学集览》本改。

十四经发挥序 宋濂序

人具九脏之形，而气血之运，必有以疏载之，其流注则曰历、曰循、曰经、曰至、曰抵，其交际则曰会、曰过、曰行、曰达者，盖有所谓十二经焉。十二经者，左右手足各备，阴阳者三，阴右而阳左也，阳顺布而阴逆施也。以三阳言之，则太阳、少阳、阳明。阳既有太少矣，而又有阳明者何？取两阳合明之义也。以三阴言之，则太阴、少阴、厥阴。阴既有太少矣，而又有厥阴者何？取两阴交尽之义也。

非徒经之有十二也，而又有所谓孙络者焉。孙络之数，三百六十有五，所以附经而行，周流而不息也。至若阴阳维跷、冲、带六脉，固皆有所系属，而唯督、任二经，则包乎腹背而有专穴。诸经满而溢者，此则受之，初不可谓非常经而忽略焉，法宜与诸经并论，通考其隧穴六百五十有七者，而施治功，则医之神秘尽矣。盖古之圣人契乎至灵，洞视无隐，故能审系脉之真，原虚实之变，建名立号，使人识而治之。

虽后世屡至抉膜导筳[①]，验幽索隐，卒不能越其范围，圣功之不再，壹至是乎？由此而观，学医道者，不可不明乎经络，经络不明，

① 筳：明刊《薛氏医案》《医学集览》本并同。《宋文宪公全集》作“窍”，义长。

而欲治夫疢疾，犹习射而不操弓矢，其不能也决矣。

濂之友滑君，深有所见于此，以《内经·骨空》诸论，及《灵枢·本输篇》所述经脉辞旨简严，读者未易即解，于是训其字义，释其名物，疏其本旨，正其句读，厘为三卷，名曰《十四经发挥》。复虑隧穴之名，难于记忆，联成韵语，附于各经之后，其有功于斯世也，不亦远哉！世之著医书者，日新月盛，非不繁且多也，汉之时，仅七家耳，唐则增为六十四，至宋遂至一百七十又九，其发明方药，岂无其人？纯以《内经》为本，而弗之杂者，抑何其鲜也！若金之张元素、刘完素、张从正、李杲四家，其立言垂范，殆或庶几者乎？

今吾滑君起而继之，凡四家微辞秘旨，靡不贯通，发挥之作，必将与其书并传无疑也。呜呼！橐龠一身之气机，以补以泻，以成十全之功者，其唯针砭之法乎。若不明于诸经而误施之，则不假锋刃而戕贼人矣。可不惧哉！

纵谈曰：九针之法，传之者盖鲜，苟以汤液言之，亦必明于何经中邪，然后注何剂而治之，奈何粗工绝弗之讲也。滑君此书，岂非医涂之舆梁也欤！

濂故特为序之以传，非深知滑君者，未必不以其言为过情也。滑君名寿，字伯仁，许昌人，自号撄宁生，博通经史诸家言，为文辞温雅有法，而尤深于医。江南诸医，未能或之先也。所著又有《素问钞》《难经本义》行于世。《难经本义》，云林危先生素尝为之序云。

翰林学士亚中大夫知制诰兼修国史金华宋濂谨序

【点评】观宋濂此序则知针法至明初已显衰势，滑氏自序也提及“针道遂寝不讲，灸法亦仅而获存”，在这样的针灸式微的大背景下，滑伯仁《十四经发挥》更彰显出“医涂之舆梁也”份量，纵有“言为过情”处亦实为喝醒迷茫中之世人。

滑氏《难经本义》的影响比《十四经发挥》更广，而《读素问钞》则为后人解开《十四经发挥》基本构成的难题提供了珍贵资料。

十四经发挥序 吕复序

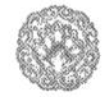

观文于天者，非宿度无以稽七政之行。察理于地者，非经水无以别九围之域。矧夫人身而不明经脉，又乌知荣卫之所统哉。此《内经灵枢》之所由作也。窃尝考之，人为天地之心，三材盖一气也。经脉十二，以应经水；孙络三百六十有五，以应周天之度；气穴称是，以应周期之日。宜乎荣气之荣于人身，昼夜环周，轶天旋之度，四十有九。或谓卫气不循其经，殆以昼行诸阳，夜行诸阴之异，未始相从，而亦未尝相离也。

夫日星虽殊，所以丽[①]乎天者，皆阳辉之昭者也。河海虽殊，所以行乎地中者，实一水之流衍也。经络虽交相贯属，所以周于人身者，一荣气也。噫！

七政失度，则灾眚见焉；经水失道，则洚潦作焉；经脉失常，则所生是动之疾，繇是而成焉。以故用针石者，必明俞穴，审开阖，因以虚实，以补泻之。

此经脉本输之旨，尤当究心，《灵枢》世无注本，学者病焉。许昌滑君伯仁父，尝著《十四经发挥》，专疏手足三阴三阳及任督也。

① 丽：原作“严”，据享保本、《医学集览》本改。

观其图章训释，纲举目张，足以为学者出入向方，实医门之司南也。既成将锓锌以传，征余叙其所作之意，余不敏，辄书三材一气之说以归之。若别经络筋骨度之属，则此不暇备论也。

时至正甲辰中秋日，四明吕复养生主书于票骑山之樵舍

自序

人为血气之属，饮食起居，节宣微爽，不能无疾。疾之感人，或内或外，或小或大，为是动，为所以生病，咸不出五脏六腑，手足阴阳。圣智者兴，思有以治之，于是而入者，于是而出之也。上古治病，汤液醪醴为甚少，其有疾，率取夫空穴经隧之所统系，视夫邪之所中，为阴、为阳，而灸刺之，以驱去其所苦。观《内经》所载服饵之法才一二，为灸者四三，其它则明针刺，无虑十八九。针之功，其大矣。

厥后方药之说肆行，针道遂寝不讲，灸法亦仅而获存。针道微而经络为之不明，经络不明，则不知邪之所在。求法之动中机会，必捷如响，亦难矣。

若昔轩辕氏、岐伯氏斤斤问答，明经络之始末，相孔穴之分寸，探幽摘邃，布在方册，亦欲使天下之为治者。视天下之疾，有以究其七情六淫之所自，及有以察夫某为某经之陷下也。某为某经之虚若实，可补泻也。某为某经之表针，可汗可下也。针之，灸之，药之，饵之，无施不可，俾免夫嚬蹙呻吟，抑已备矣。远古之书，渊乎深哉！

于初学或未易也，及以《灵枢经·本输篇》《素问·骨空》等论，裒而集之。得经十二，任、督脉之行腹背者二，其隧穴之周于身者，六百五十有七，考其阴阳之所以往来，推其骨之所以驻会，图章训释，缀以韵语，厘为三卷，目之曰《十四经发挥》。

庶几乎发前人之万一，且以示初学者，于是而出入之向方也。乌乎！考图以穷其源，因文以求其义，尚不戾前人之心。后之君子，察其勤而正其不逮，是所望也。

至正初元闰月六日许昌滑寿自序

【点评】滑氏《十四经发挥》腧穴全录自《金兰循经》，而后者腧穴又录自《铜人腧穴针灸图经》，因而此三书的载穴数是相同的。以穴名言共计 354 穴名，其中双穴 303 个，单穴 51 个；以穴数言则为 657 穴。

十四经发挥凡例

——十二经所列次第，并以流注之序为之先后，附以任督二奇者，以其有专穴也。总之为十四经云。

——注者，所以释经也。其训释之义，凡有三焉：训字一义也，释身体府藏名物一义也，解经一义也。其载穴法分寸，则圈以别之。

——各经既于本经详注处所，其有他经交会处，但云见某经，不必复赘。

——经脉流注，本经曰历、曰循、曰至、曰抵；其交会者曰会、曰过、曰行。其或经行之处，既非本穴，又非交会，则不以字例统之。

——奇经八脉，虽不若十二经之有常道，亦非若诸络脉之微妙也。任督二脉之直行者，既已列之十四经，其阴阳维跷、冲、带六脉，则别具编末，以备参考。

仰人尺寸之图

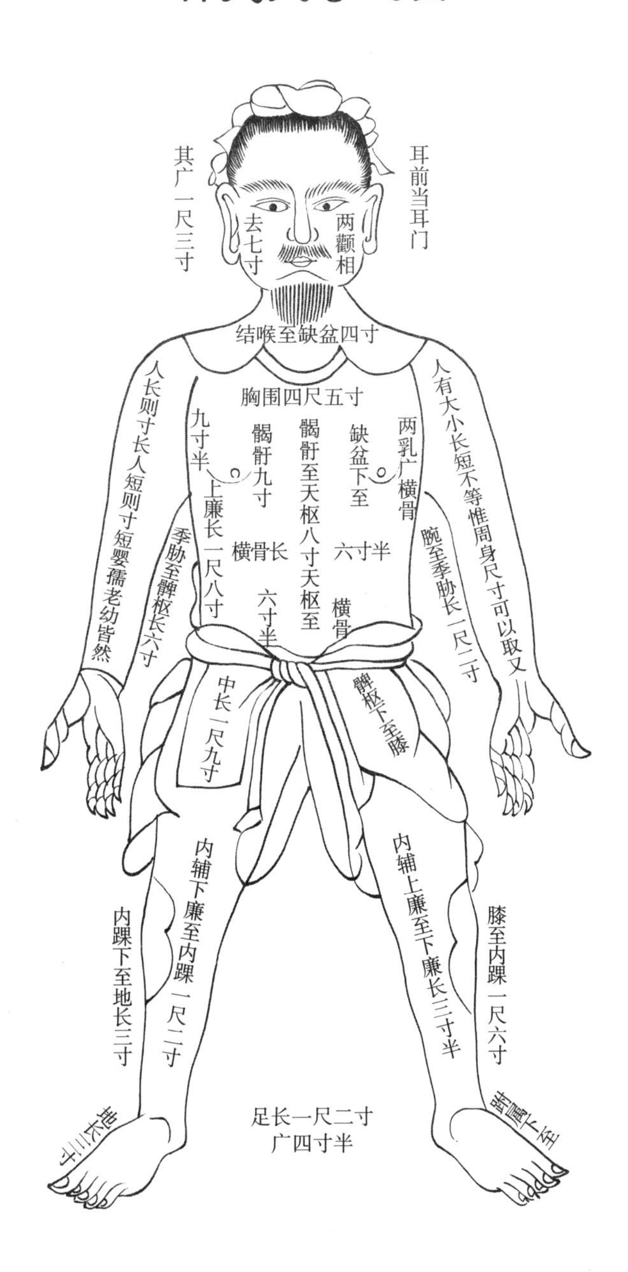
其广一尺三寸
耳前当耳门
去七寸
两颧相
结喉至缺盆四寸
胸围四尺五寸
人长则寸长人短则寸短婴孺老幼皆然
人有大小长短不等惟周身尺寸可以取又
九寸半
髑骭九寸
髑骭至天枢八寸天枢至
缺盆下至
两乳广横骨
上廉长一尺八寸
横骨长
六寸半
六寸半
横骨
季胁至髀枢长六寸
腕至季胁长一尺二寸
中长一尺九寸
髀枢下至膝
内辅下廉至内踝一尺三寸
内踝下至地长三寸
内辅上廉至下廉长三寸半
膝至内踝一尺六寸
地长三寸
跗属下至
足长一尺二寸
广四寸半

伏人尺寸之图

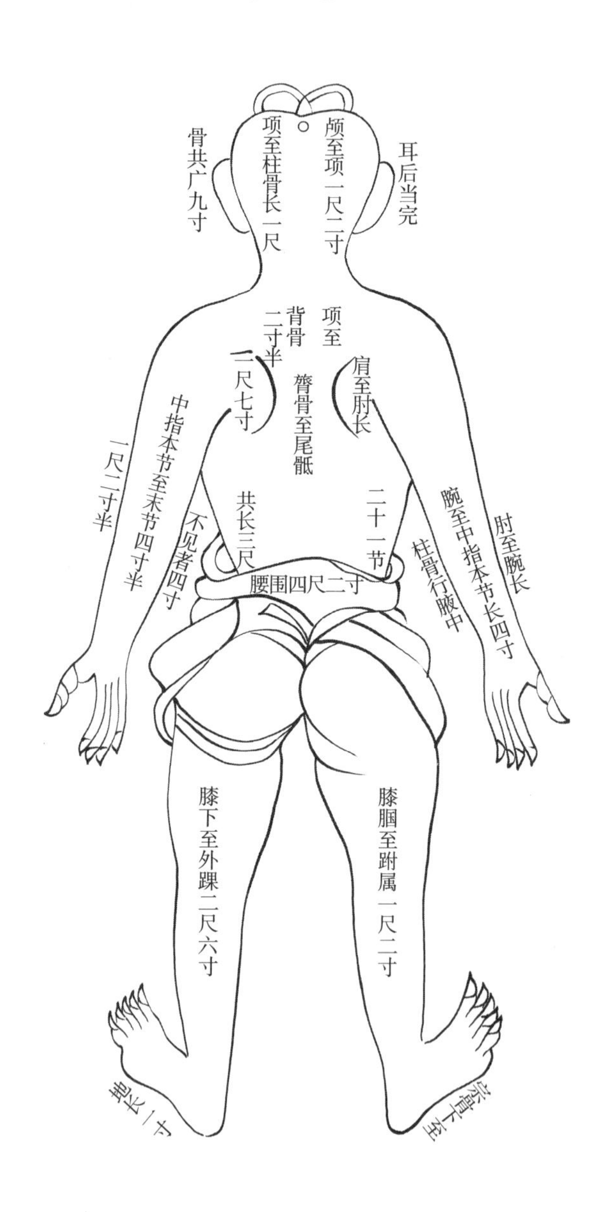
项至柱骨长一尺
颅至项一尺二寸
骨共广九寸
耳后当完
背骨二寸半
项至
二尺七寸
膂骨至尾骶
肩至肘长
中指本节至末节四寸半
一尺二寸半
不见者四寸
共长三尺
二十一节
腕至中指本节长四寸
肘至腕长
柱骨行腋中
腰围四尺二寸
膝下至外踝二尺六寸
膝腘至跗属一尺二寸
京骨下至

十四经发挥卷上

许昌撄宁生滑寿伯仁著
吴郡会仁薛铠良武校刊

手足阴阳流注篇

凡人两手足，各有三阴脉、三阳脉，以合为十二经也。

三阴，谓太阴、少阴、厥阴。三阳，谓阳明、太阳、少阳也。人两手足各有三阴脉、三阳脉，相合为十二经也。手三阴，谓太阴肺经、少阴心经、厥阴心包经。手三阳，谓阳明大肠经、太阳小肠经、少阳三焦经。足三阴，谓太阴脾经、少阴肾经、厥阴肝经。足三阳，谓阳明胃经、太阳膀胱经、少阳胆经。谓之经者，以血气流行，经常不息者而言。谓之脉者，以血理分衺行体者言也。

手之三阴，从脏走至手；手之三阳，从手走至头；足之三阳，从头下走至足；足之三阴，从足上走入腹。

手三阴从脏走至手，谓手太阴起中焦，至出大指之端；手少阴起心中，至出小指之端；手厥阴起胸中，至出中指之端。手三阳从手走至头，谓手阳明起大指次指之端，至上夹鼻孔；手太阳起小指之端，至目内眦；手少阳起小指次指之端，至目锐眦。足三阳从头走至足，谓足阳明起于鼻，至入中趾内间；足太阳起目内眦，至小趾外侧端；足少阳起目锐眦，至入小趾次趾间。足三阴从足走入腹，谓足太阴起大趾之端，至属脾络胃；足少阴起足心，至属肾络膀胱；足厥阴起大趾聚毛，至属肝络胆。足三阴虽曰从足入腹，然太阴乃复上膈夹咽，散舌下；少阴乃复从肾上夹舌本；厥阴乃复[①]上出额，与督脉会于巅。兼手太阴从肺系横出腋下；手少阴从心系上肺出腋下；手厥阴循胸出胁，上抵腋下。此又秦越人所谓诸阴脉皆至颈胸而还者也。而厥阴则又上出于巅，盖厥阴阴之尽也，所以然者，示阴无可尽之理，亦犹《易》之硕果不食，示阳无可尽之义也。然《易》之阴阳以气言，人身之阴阳以藏象言，气则无形，而藏象有质，气阳而质阴也。然则无形者贵乎阳，有质者贵乎阴欤？

【点评】手三阴经分布在上肢的前侧，分别与肺、心、心包相通，从胸腹向上沿着上肢前侧走向手指端；手三阳经分布在上肢的背侧，分别与大肠、小肠、三焦相通，从手指端沿着上肢背侧上行，走向头面。足三阳经从头下行，经背胁部沿着下肢的外侧和后侧下行到足趾；足三阴经从足趾沿着下肢内侧上行，走向胸腹。

络脉传注，周流不息。

络脉者，本经之旁支，而别出以联络于十二经者也。本经之脉，由络脉而交他经。他经之交，亦由是焉。传注周流，无有停息也。夫

---

① 复：原作“腹”，据明刊《薛氏医案》《医学集览》本改，与《针灸聚英》引文合。

十二经之有络脉，犹江汉之有沱潜也。络脉之传注于他经，犹沱潜之旁导于他水也。是以手太阴之支者，从腕后出次指端，而交于手阳明。手阳明之支者，从缺盆上夹口鼻，而交于足阳明。足阳明之支者，别跗上，出大趾端，而交于足太阴。足太阴之支者，从胃别上膈，注心中而交于手少阴。手少阴则直自本经少冲穴，而交于手太阳，不假支授，盖君者出令者也。手太阳之支者，别颊上至目内眦，而交于足太阳。足太阳之支者，从膊内左右别下合腘中，下至小趾外侧端，而交于足少阴。足少阴之支者，从肺出，注胸中而交于手厥阴。手厥阴之支者，从掌中循小指次指出其端，而交于手少阳。手少阳之支者，从耳后出，至目锐眦而交于足少阳。足少阳之支者，从跗上入大趾爪甲，出三毛而交于足厥阴。足厥阴之支者，从肝别贯膈，上注肺而交于手太阴也。

【点评】《黄帝内经》凡经脉、络脉的分支皆可称作“别”。络之别者为孙络，而经之别者有四类：第一，形成如环无端的“经脉连环”之前已有的经脉循行分支(与病候相关)；第二，为构建“经脉连环”，《经脉》作者新增之分支(与病候无关)；第三，阳经入属内脏的分支；第四，十五络(严格说是“十四络”，不包括脾之大络)。以上四类皆可视为广义的“络”，《灵枢 · 经脉》十五络脉，除脾之大络外，皆曰“别”，而篇末曰：“凡此十五络者，实则必见，虚则必下，视之不见，求之上下，人经不同，络脉异所别也。”三焦下腧“委阳”在《灵枢 · 本输》一作“太阳络也”，一作“太阳之别也”。可见这里“别”与“络”是等同的。早在明代以前古人已经认识到“别”有这四类，然而却没能对这四类“别”给出规范的术语和明确的定义。滑寿此处将经脉第二种分支称作“络”，然未指明广义之“络”，故不久即受到明初楼英的质疑：“许昌滑寿著《十四经发挥》，释经脉为曲，络脉为直；经为荣气，络为卫气，乃所以惑乱来学也。谨按经云：经脉十二，伏行分肉之间，深而不见，诸脉浮而常见者，皆络脉也。又云：诸络脉不能经大节之间，必行绝道而出入复合于皮。又云：当数者，为经；不当数者，为络。今《发挥》谓手太阴脉，其支从腕后出次指端交于手阳明者，为手太阴络。手阳明脉，其支从缺盆上夹口鼻交于足阳明者，为手阳明络，凡十二经之支脉伏行分肉者，皆释为络脉。则是络脉亦伏行分肉之间而不浮见，亦能经大节而不行绝道，亦当经脉一十六丈二尺内之数，而非不当数也。又按经云：足少阳之脉，起于目锐 ，上抵头角，下耳后，未尝言其脉有曲折也。今《发挥》谓足少阳脉，起目锐 ，作三折，从目锐至完骨是一折，又自完骨至睛明是一折，自睛明至风池是一折，则是《内经》以经脉之曲折朦胧者，为直行也。”(《医学纲目》卷一)此后汪机又在《读素问钞》和《针灸问对》中重申了楼英的观点。

故经脉者，行血气，通阴阳，以荣于身者也。

通结上文，以起下文之义。经脉之流行不息者，所以运行血气，流通阴阳，以荣养于人身者也。不言络脉者，举经以该之。

其始从中焦，注手太阴阳明，阳明注足阳明太阴，太阴注手少阴太阳，太阳注足太阳少阴，少阴注手心主少阳，少阳注足少阳厥阴，厥阴复还注手太阴。

始于中焦，注手太阴，终于注足厥阴，是经脉之行一周身也。

【点评】《灵枢·五十营》曰："人一呼，脉再动，气行三寸，一吸，脉亦再动，气行三寸，呼吸定息，气行六寸。十息气行六尺，日行二分。二百七十息，气行十六丈二尺，气行交通于中，一周于身。"《灵枢·脉度》曰："手之六阳，从手至头，长五尺，五六三丈。手之六阴，从手至胸中，三尺五寸，三六一丈八尺，五六三尺，合二丈一尺。足之六阳，从足上至头，八尺，六八四丈八尺。足之六阴，从足至胸中，六尺五寸，六六三丈六尺，五六三尺，合三丈九尺。跷脉从足至目，七尺五寸，二七一丈四尺。二五一尺，合一丈五尺。督脉任脉各四尺五寸，二四八尺，二五一尺，合九尺。凡都合一十六丈二尺，此气之大经隧也。"可知"经脉之行一周身"的总长度为十六丈二尺，乃二十八脉的总长，而滑氏将周身之脉解读为左右手足三阴三阳二十四脉，欠妥。

其气常以平旦为纪句[①]**，以漏水下百刻，昼夜流行，与天同度，终而复始也**。

气，营气。纪，统纪也。承上文言经脉之行，其始则起自中焦，其气则常以平旦为纪也。营气，常以平旦之寅时为纪，由中焦而始注手太阴，以次流行也。不言血者，气行则血行。可知漏水下百刻，昼夜流行。与天同度者，言一昼夜漏下百刻之内，人身之经脉流行无有穷止，与天同一运行也。盖天以三百六十五度四分度之一为一周天，而终一昼夜。人之荣卫，则以五度周于身，气行一万三千五百息，脉行八百一十丈，而终一昼夜，适当明日之寅时，而复会于手太阴，是

① 句：此乃滑伯仁断句符号，下同。

与天同度，终而复始也。或云：昼夜漏刻有长短，其营气盈缩当何如？然漏刻虽有短长之殊，而五十度周身者，均在其中，不因漏刻而有盈缩也。上本篇正文，与《金兰循经》同。

十四经发挥卷中

十四经脉气所发篇

手太阴肺经之图

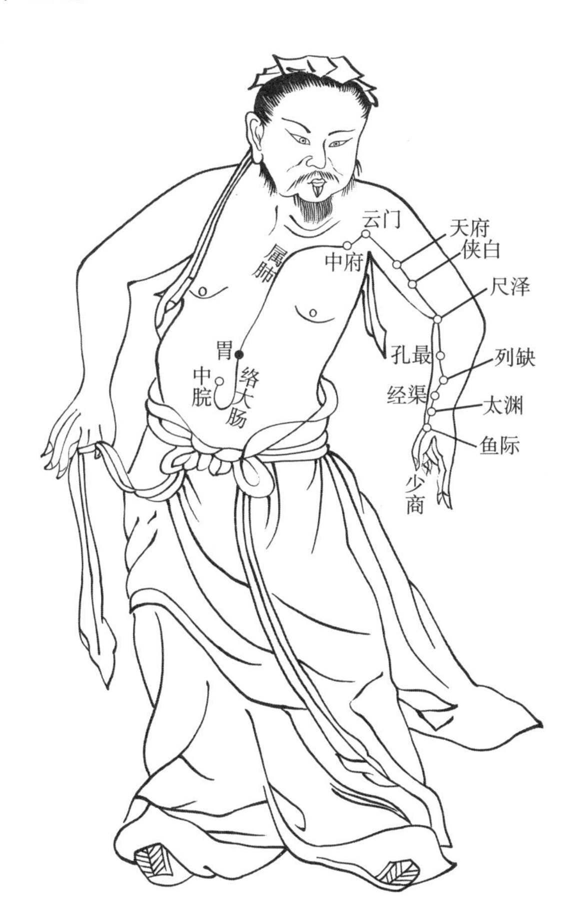

手太阴肺经穴歌

手太阴肺[1]十一穴，中府云门天府列。
侠白尺泽孔最存，列缺经渠太渊涉，
鱼际少商如韭叶。

【点评】关于手太阴经究竟始于云门，还是中府，后人认识并不统一。宋代针灸腧穴经典《铜人腧穴针灸图经》将全部354穴归经，并明确“手太阴肺经络起于少商穴，终于中府穴”，此后的腧穴专书及相关铜人图、明堂图皆从之。而元代《标幽赋》则言“穴起云门，抵期门而最后”，于是明清某些医家主张手太阴经穴起于云门。出现这样的分歧，主要还是由于混淆了经穴连线与经脉体表循行线这两种不同性质的概念所致。当腧穴归经统一后，经穴连线画法应当是越简单、越自然，越容易被接受。按照这个标准，手太阴经穴连线——特别是像《铜人腧穴针灸图经》12条经穴连线，皆采用自下而上向心性流注的表达方式，应当是从少商画至云门。之所以形成“从少商至中府”的连接法，原因有两个：第一，《黄帝明堂经》载云门穴为“足太阴脉气所发”，至宋代才明确归入手太阴肺经穴；第二，人们混淆了经穴连线与经脉体表循行线这两种不同性质的线。需要特别指出的是，经穴连线，特别是那些不呈一条直线或弧线排列的经穴的连接法，本身就有不同的选择。历史上也出现过多种不同的连接法，其中影响较大的有三类：第一类以《铜人腧穴针灸图经》《圣济总录》为

① 肺：明刊《薛氏医案》《医学集览》本及《针灸聚英》卷四均无，当删。

代表；第二类以《十四经发挥》为代表；第三类以《医经小学》及铜人图、明中期“十四经步穴歌”为代表。值得一提的是，在中国，由于普遍接受了元代《十四经发挥》的排列法，第三种排列法渐渐不为人所知。然而，在世界卫生组织正式颁布国际标准针灸穴名之前，国外针灸文献中经穴的排序却更多采用第三种方案。

此外，手太阴之络穴列缺，其位置更偏于手阳明经分野，当其归入经穴之列后，手太阴经穴连线在此就出现了明显的曲折。而今人不明原委，多将经穴连线与经脉循行线混为一谈，照着这种经穴图，按图索骥去寻找经脉的结构。

手太阴肺之经凡十一穴，左右二十二穴。是经多气少血

肺之为脏，六叶两耳，四垂如盖，附着于脊之第三椎中，有二十四空，行列分布诸脏清浊之气，为五脏华盖云。

手太阴之脉，起于中焦，下络大肠，还循胃口，上膈属肺。

起，发也。络，绕也。还，复也。循，巡也，又依也，沿[①]也。属，会也。中焦者，在胃中脘，当脐上四寸之分。大肠，注见本经。胃口，胃上下口也。胃上口，在脐上五寸上脘穴。下口，在脐上二寸下脘穴之分也。膈者，隔也，凡人心下有膈膜与脊胁周回相着，所以遮膈浊气，不使上薰于心肺也。⊙手太阴起于中焦，受足厥阴之交也。由是循任脉之外，足少阴经脉之里，以次下行，当脐上一寸水分穴之分，绕络大肠，手太阴、阳明相为表里也。乃复行本经之外，上循胃口，逦迤[②]上膈而属会于肺，荣气有所归于本脏也。

从肺系横出腋下，下循臑内，行少阴、心主之前，下肘中。

肺系，谓喉咙也。喉以候气，下接于肺。肩下胁上际曰腋。膊下对

① 沿：原作“治”，据明刊《薛氏医案》《医学集览》本改，与《针灸聚英》卷一引文合。
② 逦迤：《薛氏医案》《医学集览》本及《针灸聚英》卷一均作“迤逦”。

腋处为臑，肩肘之间也。臑尽处为肘，肘，臂节也。⊙自肺脏循肺系出而横行，循胸部第四行之中府、云门，以出腋下，下循臑内，历天府、侠白，行手少阴、手心主之前，下入肘中，抵尺泽穴也。盖手少阴循臑臂，出小指之端，手心主循臑臂出中指之端，手太阴则行乎二经之前也。中府穴：在云门下一寸，乳上三肋间，动脉应手陷中。云门：在巨骨下，夹气户旁二寸陷中，动脉应手，举臂取之。天府：在腋下三寸臑内廉动脉中。侠白：在天府下去肘五寸动脉中。尺泽：在肘中约纹上动脉中。

循臂内上骨下廉，入寸口上鱼句**，循鱼际，出大指之端**。

肘以下为臂。廉，隅也，边也。手掌后高骨旁，动脉为关。关前动脉为寸口。曰鱼，曰鱼际云者，谓掌骨之前，大指本节之后，其肥肉隆起处，统谓之鱼。鱼际，则其间之穴名也。端，杪也[①]。⊙既下肘中，乃循臂内，上骨之下廉，历孔最、列缺，入寸口之经渠、太渊，以上鱼，循鱼际出大指之端，至少商穴而终也。孔最穴：去腕上七寸。列缺：去腕侧上一寸五分，以手交叉，头指当作食指末，筋骨罅中，络穴也。经渠：在寸口陷中。太渊：在掌后陷中。鱼际：在大指本节后内侧散脉中。少商：在大指端内侧，去爪甲如韭叶，白肉内宛宛中。

其支者，从腕后直出次指内廉出其端。

臂骨尽处为腕。脉之大隧为经，交经者为络。⊙本经终于出大指之端矣，此则从腕后列缺穴，达次指内廉出其端，而交于手阳明也。

【点评】《灵枢·经脉》为构建如环无端的“经脉连环”，添加了十一条连接阴阳脉的分支，“其支者，从腕后直出次指内廉出其端”即其中之一，并非指手太阴之络“列缺”。而早在滑氏之前的金代五卷本《铜人腧穴针灸图经》在这一分支文字下注曰：“《针经》曰支而横

① 端，杪也：原在下文“而终也”之后，《针灸聚英》卷一同。今据滑氏《读素问钞·肺经》移此，与全书通例合。

者为络。此手太阴之脉，别走阳明者也，穴名列缺。”说明最晚在金代已将《经脉》手太阴这一分支误解为手太阴络，滑氏不察而传其误。

是动则病肺胀满，膨膨而喘咳，缺盆中痛，甚则交两手而瞀，此为臂厥。是主肺所生病者，咳嗽上气，喘渴，烦心，胸满，臑臂内前廉痛，掌中热。气盛有余则肩背痛，风寒寒字，疑衍，汗出中风，小便数而欠。虚则肩背痛寒，少气不足以息，溺色变，卒遗矢无度。盛者，寸口大三倍于人迎；虚者，寸口反小于人迎也。

手阳明大肠经之图

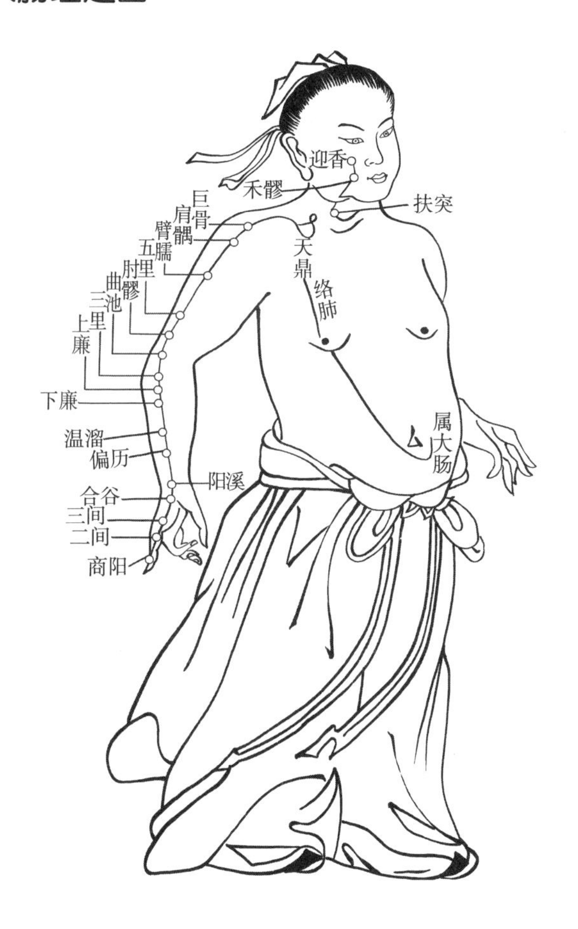

手阳明大肠经穴歌

手阳明穴起商阳，二间三间合谷藏。

阳溪偏历历温溜，下廉上廉三里长。

曲池肘髎迎五里，臂臑肩髃巨骨当。

天鼎扶突禾髎接，终以迎香二十穴。

手阳明大肠之经凡二十穴，左右共四十穴。是经气血俱多

大肠长二丈一尺，广四寸，当脐右回十六曲。

手阳明之脉，起于大指次指之端，循指上廉，出合谷两骨之间，上入两筋之中。

大指次指，大指之次指，谓食指也。手阳明，大肠经也。凡经脉之道，阴脉行手足之里，阳脉行手足之表。⊙此经起于大指次指之端商阳穴，受手太阴之交，行于阳之分也。由是循指之[1]上廉，历二间、三间，以出合谷两骨之间，复上入阳溪两筋之中。商阳：在手大指次指内侧，去爪甲角如韭叶。二间：在手大指次指本节前，内侧陷中。三间：在手大指次指本节后，内侧陷中。合谷：在手大指次指歧骨间陷中。阳溪：在腕中上侧两筋间中。

循臂上廉，入肘外廉，循臑外前廉，上肩。

⊙自阳溪而上，循臂上廉之偏历、温溜、下廉、上廉、三里，入肘外廉之曲池，循臑外前廉，历肘髎、五里、臂臑，络臑会，上肩，至肩髃穴也。偏历：在腕中后三寸。温溜：在腕后，小士五寸，大士六寸。下廉：在辅骨下，去上廉一寸。上廉：在三里下一寸。三里：

---

① 之：原脱，据明刊《薛氏医案》《医学集览》本补，与《针灸聚英》卷一引文合。

在曲池下二寸，按之肉起。曲池：在肘外辅骨屈肘曲骨之中，以手拱胸取之。肘髎：在肘大骨外廉陷中。五里：在肘上三寸，行向里，大脉中央。臂臑：在肘上七寸。臑会：见手少阳经，手阳明之络也。肩髃：在肩端，两骨间陷者宛宛中，举臂有空。

出髃骨之前廉，上出柱骨之会上。

肩端两骨间，为髃骨。肩胛上际会处，为天柱骨。⊙出髃骨前廉，循巨骨穴，上出柱骨之会上，会于大椎。巨骨穴：在肩端上，行两叉骨间陷中。大椎：见督脉，手足三阳、督脉之会。

下入缺盆，络肺，下膈，属大肠。

⊙自大椎而下入缺盆，循足阳明经脉外，络绕肺脏。复下膈，当天枢之分，会属于大肠。缺盆、天枢：见足阳明经。

其支别者，从缺盆上颈贯颊，入下齿缝中。

头茎为颈。耳以下曲处为颊。口前小者为齿。⊙其支别者，自缺盆上行于颈，循天鼎、扶突上贯于颊，入下齿缝中。天鼎：在颈，缺盆直扶突后一寸。扶突：在气舍后一寸五分，仰而取之；又云，在人迎后一寸五分。

还出夹口，交人中，左之右，右之左，上夹鼻孔。

口唇上[1]，鼻柱下，为人中。⊙既入齿缝，复出夹两口吻，相交于人中之分，左脉之右，右脉之左，上夹鼻孔，循禾髎、迎香，而终以交于足阳明也。人中穴：见督脉，为手阳明、督脉之会。禾髎：在鼻孔下，夹水沟旁五分。迎香：在禾髎上一寸，鼻孔旁五分。

是动则病齿痛颈肿，是主津液所生病者。目黄，口干，鼽衄，

① 口唇上：据《读素问钞·大肠经》，此前原有“口，两口吻也”五字，玩滑氏注文之义，原书本有此句，当据补。

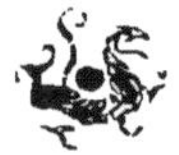

喉痹，肩前臑痛，大指次指痛，不用。气有余则当脉所过者热肿。虚则寒栗不复。盛者，人迎大三倍于寸口；虚者，人迎反小于寸口也。

足阳明胃经之图

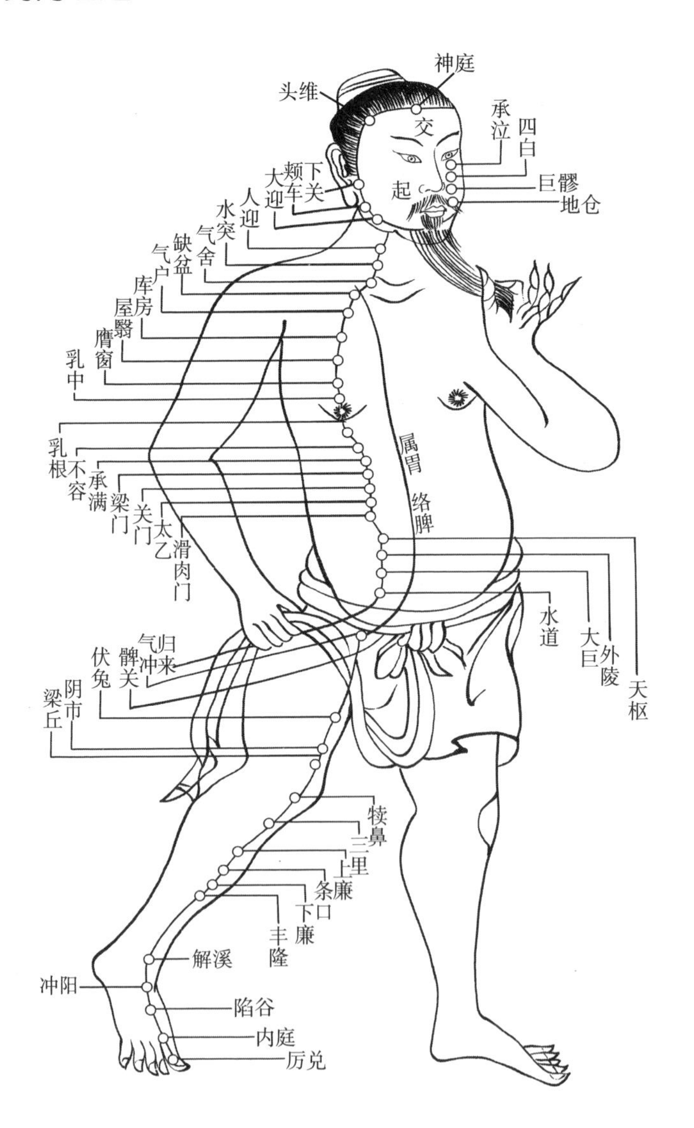

足阳明胃经穴歌

四十五穴足阳明，承泣四白巨髎经。
地仓大迎颊车峙，下关头维人迎对。
水突气舍连缺盆，气户库房屋翳屯。
膺窗乳中延乳根，不容承满起梁门。
关门太乙滑肉门，天枢外陵大巨存。
水道归来气冲次，髀关伏兔走阴市。
梁丘犊鼻足三里，上巨虚连条口位。
下巨虚与[1]及丰隆，解溪冲阳陷谷中。
内庭厉兑经穴终。

【点评】宋代《铜人腧穴针灸图经》厘定为四十五穴：厉兑、内庭、陷谷、冲阳、解溪、丰隆、巨虚下廉、条口、巨虚上廉、三里、犊鼻、梁丘、阴市、伏兔、髀关、气冲、归来、水道、大巨、外陵、天枢、滑肉门、太乙、关门、梁门、承满、不容、乳根、乳中、膺窗、屋翳、库房、气户、缺盆、气舍、水突、人迎、大迎、地仓、巨髎、四白、承泣、颊车、下关、头维。

足阳明腧穴归经虽然分歧不大，但经穴起止与连接次序自宋以后一直存在着两种明显不同的方法，各有依据，且皆长时间广泛流行。分歧的根源在于：将经穴连线与经脉体表循行线混为一

① 与：明刊《薛氏医案》《医学集览》本无，《针灸聚英》卷四作“位”。今检《灵枢》《素问》用“及与”表达同样的意思，例如“邪在胃及与肺也”“燔针劫刺其下及与急者”“方刺之时，必在悬阳，及与两卫”，则宜遵《黄帝内经》用例作“及与”。

谈。对于针灸铜人及铜人图而言，如果一条经穴线出现两条并行的线，除非穴位旁添加编号，否则读者如何读得懂？可能正是由于这个因素，尽管自明初倡导《十四经发挥》后，足阳明经穴起于承泣说大行于世，但针灸铜人及铜人图，甚至直到民国时承淡安的《人体经穴图》，依然采用的是起于头维的单线连接画法。

现今采用的是《十四经发挥》的连接法，而《铜人腧穴针灸图经》起于头维的连接法在古代很盛行，除了对铜人图的画法影响很大外，对明代"十四经步穴歌"的影响也很大。《铜人腧穴针灸图经》《针灸大成》《大本琼瑶神书》以及《医经小学》《针灸问对》《医学统宗》《针方六集》《经穴指掌图》等书的"步穴歌"、针灸铜人及铜人图的"经穴起止歌"中，足阳明经穴皆起自头维。

足阳明胃之经凡四十五穴，左右共九十穴。是经气血俱多

胃大一尺五寸，纡屈曲伸[1]，长二尺六寸。

足阳明之脉，起于鼻，交頞中，旁约太阳之脉，下循鼻外，入上齿中，还出夹口环唇，下交承浆。

頞，鼻茎也，鼻山根为頞。⊙足阳明起于鼻两旁迎香穴，由是而上，左右相交于頞中，过睛明之分，下循鼻外，历承泣、四白、巨髎，入上齿中，复出循地仓，夹两口吻环绕唇下，左右相交于承浆之分也。迎香：手阳明经穴。睛明：足太阳经穴，手足太阳、少阳、足阳明五脉之会。承泣：在目下七分，直瞳子。四白：在目下一寸，直瞳子。巨髎：在鼻孔旁八分，直瞳子。地仓：夹口吻旁四分。承浆：见任脉，足阳明、任脉之会。

---

① 纡屈曲伸：明刊《薛氏医案》作"纡回屈伸"。

却循颐后下廉，出大迎，循颊前，上耳前，过客主人，循发际，至额颅。

腮下为颔，颔中为颐，囟前为发际，发际前为额颅。⊙自承浆却循颐后下廉，出大迎，循颊车，上耳前，历下关，过客主人，循发际，行悬厘、颔厌之分，经头维，会于额颅之神庭。大迎：在曲颔前一寸三分，骨陷中动脉。颊车：在耳下曲颊端陷中。下关：在客主人下，耳前动脉下廉，合口有空，开口则闭。客主人、悬厘、颔厌三穴，并足少阳经，皆手足少阳、阳明之交会。头维：在额角发际，本神旁一寸五分，神庭旁四寸五分。神庭穴：见督脉，足太阳、阳明、督脉之会。

其支别者，从大迎前下人迎，循喉咙，入缺盆，下膈，属胃络脾。

胸两旁高处为膺，膺上横骨为巨骨，巨骨上陷中为缺盆。⊙其支别者，从大迎前下人迎，循喉咙，历水突、气舍入缺盆，行足少阴俞府之外下膈，当上脘、中脘之分，属胃络脾。人迎：在颈，大脉动应手，夹结喉旁一寸五分。水突：在颈，大筋前，直人迎下，气舍上。气舍：在颈，直人迎下，夹天突陷中。缺盆：在肩下横胁陷中。俞府：见足少阴经。上脘：见任脉，足阳明、手太阳、任脉之会。中脘：见任脉，手太阳、少阳、足阳明所生，任脉之会。

其直行者[1]，从缺盆下乳内廉，下夹脐，入气冲中。

⊙直行者，从缺盆而下，下乳内廉，循气户、库房、屋翳、膺窗、乳中、乳根、不容、承满、梁门、关门、太乙、滑肉门，下夹脐。历天枢、外陵、大巨、水道、归来诸穴，而入气冲中也。气户：

---

① 者：原脱，据明刊《薛氏医案》《医学集览》本补，与《针灸聚英》卷一引文合。

在巨骨下，俞府旁二寸陷中。库房：在气户下一寸六分陷中，仰而取之。屋翳：在库房下一寸六分陷中，仰而取之。膺窗：在屋翳下一寸六分陷中。乳中穴：当乳是。乳根穴：在乳下一寸六分陷中，仰而取之。不容：在幽门旁，相去各一寸五分。承满：在不容下一寸。梁门：在承满下一寸。关门：在梁门下一寸。太乙：在关门下一寸。滑肉门：在太乙下一寸，下夹脐。天枢：在夹脐二寸。外陵：在天枢下一寸。大巨：在外陵下一寸。水道：在大巨下三寸。归来：在水道下二寸。气冲：一名气街，在归来下，鼠鼷上一寸，动脉应手宛宛中。自气户至乳根，去中行各四寸[①]；自不容至滑肉门，去中行各三寸；自天枢至归来，去中行各二寸。

【点评】关于腹部穴横向定位，元以前文献较一致，至元代《十四经发挥》一书腹部穴的横向尺寸较混乱，且未做任何说明，使得后世医家难以取舍，于是根据各自的理解，取不同的说法，而造成了多种不同的定位方法：

足阳明	足少阴	足太阴
①自不容至滑肉门去中行各三寸。②自天枢至归来去中行各二寸	①四满，气海旁一寸。②肓俞，去脐旁五分。③自横骨至肓俞考之《资生经》，去中行各一寸半	冲门、府舍、腹结、大横、腹哀，去腹中行各四寸半

《十四经发挥》足阳明腹部穴距中行的距离作不同处理，不知有何依据。高武在肾经穴定位上采用了《十四经发挥》第三种，即距中行“一寸半”说。若如此，则足阳明穴距肾经穴的距离只有五分，而足太阴经穴距足阳明经穴的距离却多达二寸五分，令

① 去中行各四寸：此句及下文的“去中行各三寸”及“去中行各二寸”，原均作小字，今据文义改作大字。

人难以理解。更令人费解的是，足少阴经穴距中行的尺寸就有三种不同的说法，其中第一种说法见于《千金翼方》卷二十六，而相同的条文在《备急千金要方》卷三却作“一寸半”，《千金翼方》卷二十七也作“一寸半”，可见作“一寸”者系传抄之误；第三种说法引自《资生经》注文，正文仍作“五分”，与宋以前诸家文献同。可见，肾经穴距中线的距离只有二种，其中作“一寸半”者只是一家言，且未被系统论述，故北宋王惟一编定《铜人腧穴针灸图经》时，未采是说。在腹部穴的横向定位上，后世医家各取《十四经发挥》一说，通过不同的组合法，而出现不同的腧穴横向定位。

其支者，起胃下口，循腹①里，下至气冲中而合。

胃下口，下脘之分。《难经》云：“太仓下口为幽门”者是也。⊙自属胃处，起胃下口，循腹里，过足少阴肓俞之外、本经之里，下至气冲中，与前之入气冲者合。

以下髀关，抵伏兔，下入膝膑中，下循胻外廉，下足跗，入中趾内间。

抵，至也。股外为髀，髀前膝上起肉处为伏兔，伏兔后交纹为髀关。夹膝解中为膑。胫骨为胻。跗，足面也。⊙既相合气冲中，乃下髀关，抵伏兔，历阴市、梁丘，下膝膑中，经犊鼻，下循胻外廉之三里、巨虚上廉、条口、巨虚下廉、丰隆、解溪，下足跗之冲阳、陷谷，入中趾内间之内庭，至厉兑而终也。髀关：在膝上伏兔后交纹中一作交分。伏兔：在膝上六寸起肉，正跪坐而取之。一云膝盖上七寸。

---

① 腹：原作“肠”，据明刊《薛氏医案》《医学集览》本改，与注文合。

阴市：在膝上三寸，伏兔下陷中，拜而取之。梁丘：在膝上二寸，两筋间。犊鼻：在膝膑下，胻骨上，骨解大筋中。三里：在膝眼下三寸，胻骨外大筋内宛宛中，举足取之，极重按之，则跗上动脉止矣。巨虚上廉：在三里下三寸，举足取之。条口：在下廉上一寸，举足取之。巨虚下廉：在上廉下三寸，举足取之。丰隆：在外踝上八寸，下胻外廉陷中，别走太阴。解溪：在冲阳后一寸五分，腕上陷中。冲阳：在足跗上五寸，骨间动脉，去陷谷三寸。陷谷：在足大趾次趾间，本节后陷中。内庭：在足大趾次趾外间陷中。厉兑：在足大趾次趾，去爪甲如韭叶。

其支者，下膝三寸而别，以下入中趾外间。

⊙此支自膝下三寸，循三里穴之外别行而下，入中趾外间，与前之内庭、厉兑合也。

其支者，别跗上，入大趾间出其端。

⊙此支自跗上冲阳穴，别行入大趾间，斜出足厥阴行间穴之外，循大趾下出其端，以交于足太阴。

是动则病洒洒然振寒，善伸，数欠，颜黑。病至则恶人与火，闻木音则惕然而惊，心欲动，独闭户牖而处。甚则欲上高而歌，弃衣而走，贲向腹胀，是为骭厥。是主血所生病者，狂，疟，温淫，汗出，鼽衄，口㖞，唇胗，颈肿，喉痹，大腹水肿，膝膑肿痛，循膺乳、气街、股、伏兔、胻外廉、足跗上皆痛，中趾不用。气盛则身以前皆热，其有余于胃，则消谷善饥，溺色黄。气不足，则身以前皆寒栗，胃中寒，则胀满。盛者，人迎大三倍于寸口；虚者，人迎反小于寸口也。

足太阴脾经之图

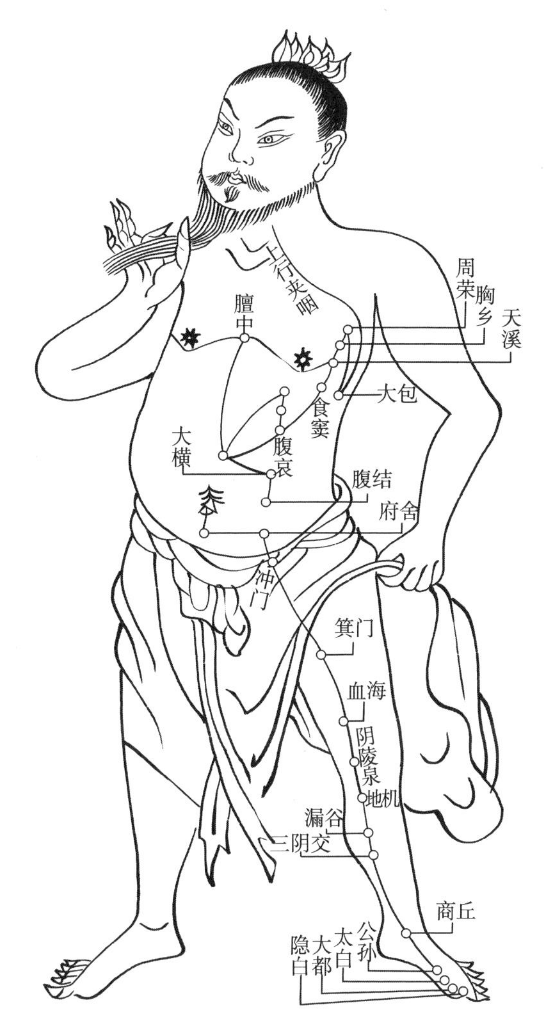

足太阴脾经穴歌

二十一穴太阴脾，隐白大都太白抵。

公孙商丘三阴交，漏谷地机阴陵坳。

血海箕门冲门开，府舍腹结大横排。

腹哀食窦连天溪，胸乡周荣大包随。

足太阴脾之经凡二十一穴，左右共四十二穴。是经多气少血

脾广三寸，长五寸，掩乎太仓，附着于脊之第十一椎。

足太阴之脉，起于大趾之端，循趾内侧白肉际，过覈骨后，上内踝前廉。

覈骨，一作核骨，俗云孤拐骨是也。足跟后两旁起骨为踝骨。⊙足太阴起大趾之端隐白穴，受足阳明之交也。由是循大趾内侧白肉际大都穴，过核骨后，历太白、公孙、商丘，上内踝前廉之三阴交也。隐白：在足大趾内侧端，去爪甲角如韭叶。大都：在足大趾本节后陷中。太白：在足内侧核骨下陷中。公孙：在足大趾本节后一寸，别走阳明。商丘：在足内踝下微前陷中。三阴交：在内踝上三寸，骨下陷中。

上腨内，循胻骨后，交出厥阴之前。

腨，腓肠也。⊙由三阴交上腨内，循胻骨后之漏谷，上行二寸，交出足厥阴经之前，至地机、阴陵泉。漏谷：在内踝上六寸，骨下陷中。地机：在膝下五寸。阴陵泉：在膝下内侧，辅骨下陷中，伸足取之。

上循膝股内前廉，入腹，属脾络胃。

髀内为股。脐上下为腹。⊙自阴陵泉上循膝股内前廉之血海、箕门，迤逦入腹，经冲门、府舍，会中极、关元，复循腹结、大横，会下脘，历腹哀，过日月、期门之分，循本经之里，下至中脘、下脘之际，以属脾络胃也。血海：在膝膑上，内廉白肉际二寸中。箕门：在鱼腹上越筋间，阴股内动脉中。冲门：上去大横五寸，在府舍下横骨端约中动脉。府舍：在腹结下三寸。中极、关元：并见任脉，皆足三

阴、任脉之会。腹结：在大横下一寸三分。大横：在腹哀下三寸五分，直脐旁。下脘：见任脉，足太阴、任脉之会。腹哀：在日月一寸五分。日月：见足少阳经，足太阴、少阳、阳维之会。期门：见足厥阴经，足太阴、厥阴、阴维之会也。冲门、府舍、腹结、大横、腹哀：去腹中行各四寸半。

上膈，夹咽，连舌本，散舌下。

咽，所以咽物者，居喉之前，至胃长一尺六寸，为胃系也。舌本，舌根也。⊙由腹哀上膈，循食窦、天溪、胸乡、周荣，由周荣外，曲折向下至大包。又自大包外，曲折向上，会中府上行，行人迎之里，夹咽，连舌本，散舌下而终焉。食窦：在天溪下一寸六分，举臂取之。天溪：在胸乡下一寸六分，仰而取之。胸乡：在周荣穴下一寸六分陷中，仰而取之。周荣：在中府下一寸六分陷中，仰而取之。大包：在渊腋下三寸渊腋见足少阳。中府：见手太阴经，足太阴之会也。人迎：见足阳明经。

其支别者，复从胃别上膈，注心中。

⊙此支由腹哀别行，再从胃部中脘穴之外上膈，注于膻中之里心之分，以交于手少阴。中脘、膻中：并任脉穴。

是动则病舌本强，食则呕，胃脘痛，腹胀，善噫，得后与气则快然如衰，身体皆重。是主脾所生病者，舌本痛，体不能动摇，食不下，烦心，心下急痛，寒疟，溏，瘕泄，水下①，黄疸，不能卧，强立，股膝内肿，厥，足大趾不用。盛者，寸口大三倍于人迎；虚者，寸口反小于人迎也。

---

① 水下：明刊《薛氏医案》本作“水闭”，与《灵枢·经脉》合。

手少阴心经之图

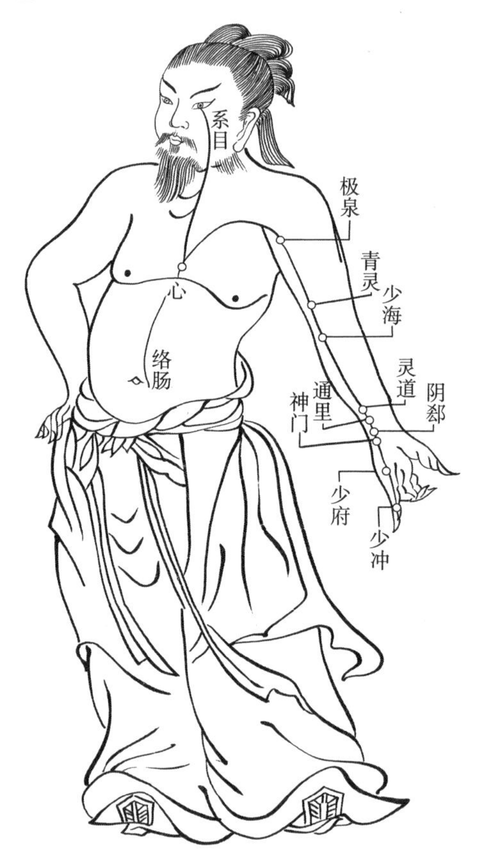

手少阴心经穴歌

九穴手少阴，极泉青灵少海深。

灵道通里阴郄邃，神门少府少冲寻。

手少阴心之经凡九穴，左右共十八穴。是经多气少血

心形如未敷莲花，居肺下膈上，附着于脊之第五椎。

手少阴之脉，起于心中，出属心系，下膈络小肠。

心系有二，一则上与肺相通，而入肺两大叶间；一则由肺叶而下，曲折向后，并脊膂，细络相连，贯脊髓，与肾相通，正当七节之间。盖五脏系皆通于心，而心通五脏系也。⊙手少阴经起于心，循任脉之外属心系，下膈，当脐上二寸之分络小肠。

其支者，从心系，上夹咽，系目[1]。

⊙支者，从心系出任脉之外，上行而夹咽，系目也。

其直者，复从心系，却上肺，出腋下。

⊙直者，复从心系，直上至肺脏之分。出循腋下，抵极泉也。穴在臂内腋下筋间，动脉入胸。

下循臑内后廉，行太阴心主之后，下肘内廉。

⊙自极泉下循臑内后廉，行太阴、心主两经之后，历青灵穴，下肘内廉，抵少海。青灵：在肘上三寸，举臂取之。少海：在肘内大骨外，去肘端五分。

循臂内后廉，抵掌后兑骨之端，入掌内廉，循小指之内出其端。

腕下踝为兑骨。⊙自少海而下循臂内后廉，历灵道、通里，至掌后锐骨之端，经阴郄、神门，入掌内廉，至少府，循小指端之少冲而终，以交于手太阳也。心为君主之官，示尊于他脏，故其交经授受，不假于支别云。灵道：在掌后一寸五分。通里：在腕后一寸陷中。阴郄：在掌后脉中，去腕五分。神门：在掌后锐骨之端陷者中。少府：在手小指本节后陷中，直劳宫。少冲：在手小指内廉端，去爪甲如韭叶。

【点评】“掌后兑骨”，杨上善曰：直小指掌后尖骨谓之兑骨也。相当于现代解剖学术语“豌豆骨”。需特别指出的是，凡尖锐小骨，《内经》《黄帝明堂经》中皆称作“兑骨”，如手太阳经

① 系目：《灵枢 · 经脉》作“系目系”。

“阳谷”定位文字也有“兑骨”。而滑氏解作“腕下踝骨”，非是。受此影响，现代针灸教材如承淡安《中国针灸学》、鲁之俊《新编针灸学》、1957 年南京《针灸学》以及1版《针灸学讲义》均将本穴定于尺侧腕屈肌腱的尺侧，皆失《黄帝内经》《黄帝明堂经》之本义。

是动则病嗌干，心痛，渴而欲饮，是为臂厥。是主心所生病者，目黄，胁痛，臑臂内后廉痛，厥，掌中热痛。盛者，寸口大再倍于人迎；虚者，寸口反小于人迎也。

手太阳小肠经之图

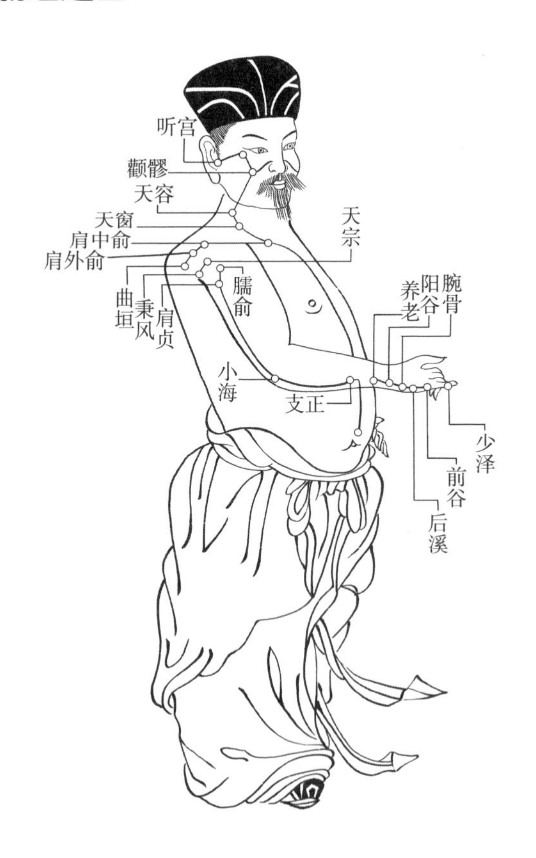

手太阳小肠经穴歌

手太阳穴一十九，少泽前谷后溪遇[1]。

腕骨阳谷可养老，支正小海肩贞走。

臑俞天宗及秉风，曲垣肩外复肩中。

天窗天容上颧髎，却入耳中循听宫。

手太阳小肠之经凡十九穴，左右共三十八穴。是经多气少血

小肠长三丈二尺，左回叠积十六曲。胃之下口，小肠上口也，在脐上二寸，水谷于是入焉。脐上一寸为水分穴，则小肠下口也。至是而泌别清浊，水液入膀胱，滓秽入大肠。

手太阳之脉，起于小指之端，循手外侧上腕，出踝中。

臂骨尽处为腕，腕下兑骨为踝。⊙本经起小指端少泽穴，由是循手外侧之前谷、后溪，上腕，出踝中，历腕骨、阳谷、养老穴也。少泽：在手小指外侧端，去爪甲角一分陷中。前谷：在手小指外侧，本节前陷中。后溪：在手小指外侧，本节后陷中。腕骨：在手外侧腕前，起骨下陷中。阳谷：在手外侧腕中，兑骨下陷中。养老：在手踝骨上一空，腕后一寸陷中。

直上循臂骨下廉，出肘内侧两骨之间，上循臑外后廉，出肩解，绕肩胛，交肩上。

脊两旁为膂，膂上两骨为肩解，肩解下成片骨为肩胛一名髆。⊙自养老穴直上，循臂骨下廉支正穴，出肘内侧两骨之间，历小海穴，上循臑外后廉，行手阳明、少阳之外，上肩，循肩贞、臑俞、天宗、

① 遇：明刊《薛氏医案》《医学集览》本作“偶”，《针灸聚英》卷四引作“隅”。

秉风、曲垣、肩外俞、肩中俞诸穴，乃上会大椎，因左右相交于两肩之上。支正：在腕后五寸。小海：在肘内大骨外，去肘端五分陷中。肩贞：在肩曲胛下，两骨解间，肩髃后陷中。臑俞：在夹肩髎手少阳穴后大骨下，胛上廉陷中。天宗：在秉风后大骨下陷中。秉风：在天髎外肩小上髃后，举臂有空。曲垣：在肩中央曲胛陷中，按之应手痛。肩外俞：在肩胛上廉，去脊三寸陷中。肩中俞：在肩胛内廉，去脊二寸陷中。大椎：见督脉，手足三阳、督脉之会。

入缺盆络心，循咽下膈，抵胃属小肠。

⊙自交肩上入缺盆，循肩向腋下行，当膻中之分络心，循胃系下膈，过上脘、中脘，抵胃下，行任脉之外，当脐上二寸之分属小肠。膻中、上脘、中脘，并见任脉，会穴也。

其支者，别从缺盆循颈上颊，至目锐眦，却入耳中。

目外角为锐眦。⊙支者，别从缺盆，循颈之天窗、天容上颊，抵颧髎，上至目锐眦，过瞳子髎，却入耳中，循听宫而终也。天窗：在颈大筋前曲颊下，扶突后，动脉应手陷中。天容：在耳曲颊后。颧髎：在面頄骨下廉，锐骨端陷中。瞳子髎：足少阳经穴。听宫：在耳中珠子大如赤小豆。

其支者，别颊上𩩲，抵鼻，至目内眦。

目下为𩩲。目大角为内眦。⊙其支者，别循颊上𩩲，抵鼻至目内眦睛明穴，以交于足太阳也。睛明，足太阳经穴。

是动则病嗌痛颔肿，不可回顾，肩似拔，臑似折。是主液所生病者，耳聋，目黄，颊肿，颈颔、肩臑、肘臂外后廉痛。盛者，人迎大再倍于寸口；虚者，人迎反小于寸口也。

足太阳膀胱经之图

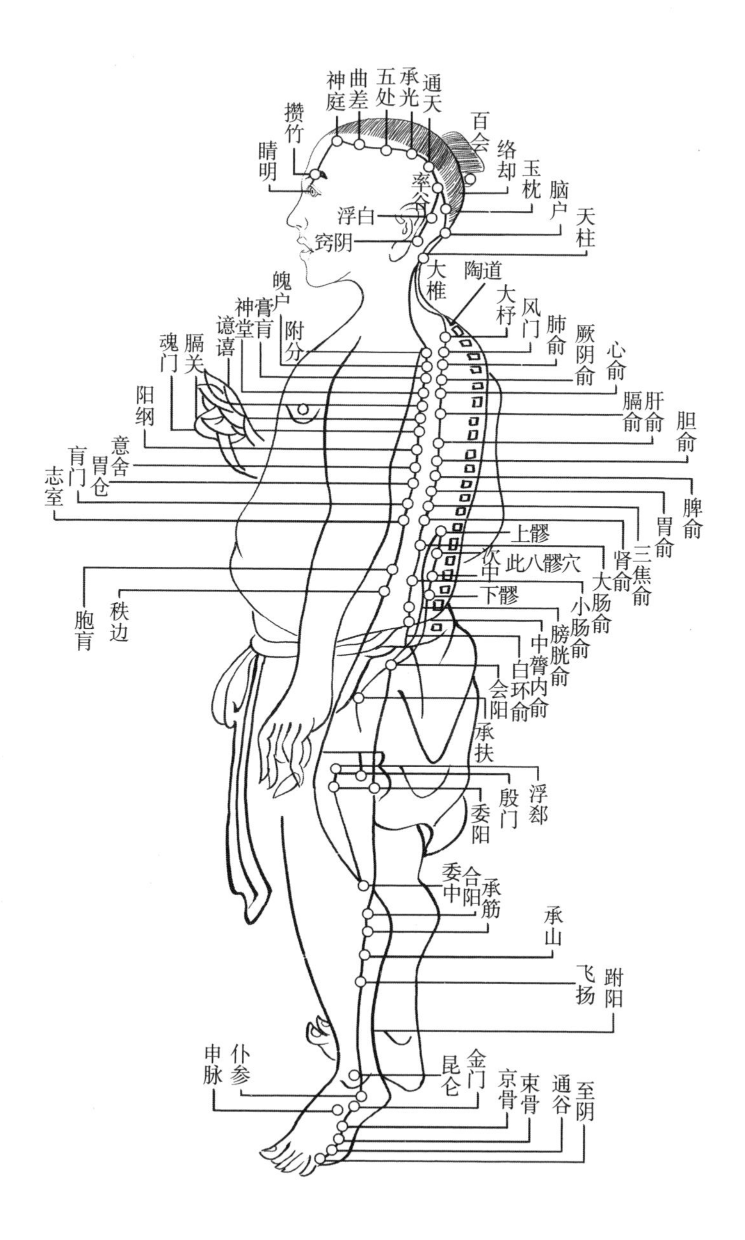
神庭
曲差
五处
承光
通天
攒竹
睛明
百会
络却
玉枕
脑户
天柱
率谷
浮白
窍阴
大椎
陶道
大杼
风门
肺俞
厥阴俞
心俞
魄户
膏肓
神堂
谚谆
附分
魂门
膈关
膈俞
肝俞
胆俞
阳纲
意舍
胃仓
肓门
志室
脾俞
胃俞
三焦俞
肾俞
上髎
次
中
此八髎穴
下髎
大肠俞
小肠俞
膀胱俞
中膂内俞
白环俞
会阳
胞肓
秩边
承扶
浮郄
殷门
委阳
委中
合阳
承筋
承山
飞扬
跗阳
申脉
仆参
昆仑
金门
京骨
束骨
通谷
至阴

足太阳膀胱经穴歌

足太阳穴六十三，睛明攒竹曲差参。

五处承光上通天，络却玉枕天柱崭。

大杼风门引肺俞，厥阴心俞膈俞注。

肝俞胆俞脾俞同，胃俞三焦肾俞中。

大肠小肠膀胱俞，中膂白环两俞输。

自从大杼至白环，相去脊中三寸间。

上髎次髎[①]中复下，会阳承扶殷门亚。

浮郄委阳委中罅，髆内夹脊附分当。

太阳行背第三行，魄户膏肓与神堂。

譩譆膈关魂门旁，阳纲意舍及胃仓。

肓门志室胞之肓，二十椎下秩边藏。

合腘以下合阳是，承筋承山居其次。

飞阳付阳泊昆仑，仆参申脉连金门。

京骨束骨交[②]通谷，小趾外侧至阴续。

足太阳膀胱之经凡六十三穴，左右共一百二十六穴。是经多血少气

膀胱重九两二铢，纵广九寸，居肾下之前，大肠之侧。当脐上一寸水分穴之处，小肠下口，乃膀胱上际也。水液由是渗入焉。

足太阳之脉，起于目内眦，上额，交巅上。

目大角为内眦。发际前为额。脑上为巅，巅，顶也。⊙足太阳起目内眦睛明穴，上额，循攒竹，过神庭，历曲差、五处、承光、通天，

---

① 髎：原在“下”后，据明刊《薛氏医案》《医学集览》本移此，与《针灸聚英》卷四合。

② 交：明刊《薛氏医案》《医学集览》本作“又”。《针灸聚英》卷四作“叉”。

自通天斜行，左右相交于巅上之百会也。睛明：在目内眦。攒竹：在眉头陷中。神庭：见督脉，足太阳、督脉之会也。曲差：在神庭旁一寸五分，入发际。五处：夹上星旁一寸五分。承光：在五处后一寸五分。通天：在承光后一寸五分。百会：见督脉，足太阳、督脉之交会也。

其支别者，从巅至耳上角。

⊙支别者，从巅之百会，抵耳上角，过率谷、浮白、窍阴穴，所以散养于经脉也。率谷、浮白、窍阴三穴，见足少阳经，足太阳、少阳之会也。

其直行者，从巅入络脑，还出别下项。

脑，头髓也。颈上为脑，脑后为项。⊙此直行者，由通天穴后，循络却、玉枕，入络脑。复出下项，抵天柱也。络却：在通天后一寸五分。玉枕：在络却后一寸五分，夹脑户旁一寸三分，枕骨上，入发际三寸。脑户：督脉穴，足太阳、督脉之会。天柱：在颈大筋外廉，夹项，发际陷中。

循肩髆内，夹脊抵腰中，入循膂，络肾，属膀胱。

肩后之下为肩髆，椎骨为脊，尻上横骨为腰，夹脊为膂。⊙自天柱而下，过大椎、陶道，却循肩髆内，夹脊两旁下行，历大杼、风门、肺俞、厥阴俞、心俞、膈俞、肝俞、胆俞、脾俞、胃俞、三焦俞、肾俞、大肠俞、小肠俞、膀胱俞、中膂内俞、白环俞，由是抵腰中，入循膂，络肾，下属膀胱也。大椎：见督脉，手足三阳、督脉之会。陶道：见督脉，足太阳、督脉之会。大杼：在项后第一椎下。风门：在第二椎下。肺俞：在第三椎下。厥阴俞：在第四椎下。心俞：在第五椎下。膈俞：在第七椎下。肝俞：在第九椎下。胆俞：在第十椎下，正坐取之。脾俞：在第十一椎下。胃俞：在第十二椎下。三焦俞：在第十三椎下。肾俞：在第十四椎下，与脐平。大肠俞：在第十六椎下。小肠俞：在第十八椎下。膀胱俞：在第十九椎下。中膂内俞：在第二十椎下，夹脊起肉。白环俞：在第二十一椎下，伏而取之。自大杼至白环俞诸穴，并背部第二行，相去脊中各一寸五分。

其支别者，从腰中下贯臀，入腘中。

臀，尻也。夹腰髋骨两旁为机。机后为臀。腓肠上，膝后曲处为腘。⊙其支者，从腰中循腰髁，下夹脊，历上髎、次髎、中髎、下髎按腰髁即腰监骨，人脊椎骨有二十一节，自十六椎节而下为腰监骨，夹脊附着之处，其十七至二十凡四椎，为腰监骨所掩附，而八髎穴则夹脊第一二空云云也，会阳在尾髎骨两旁，则二十一椎乃复见而终焉。又按：督脉当脊中起于长强，在二十一椎下，等而上之，至第十六椎下为阳关穴，其二十椎至十七椎皆无穴，乃知为腰监骨所掩明矣。会阳下贯臀，至承扶、殷门、浮郄、委阳，入腘中之委中穴也。上髎：在第一空，腰髁下一寸，夹脊陷中。次髎：在第二空夹脊陷中。中髎：在第三空夹脊陷中。下髎：在第四空夹脊陷中。会阳：在尾髎骨两旁。承扶：在尻臀下，股阴上，纹中。殷门：在肉郄下六寸。浮郄：在委阳上一寸，展膝得之。委阳：在承扶下六寸，屈身①取之，在足太阳之后，出于腘中外廉两筋间。委中：在腘中央约纹中动脉。

其支别者，从髆内左右别下，贯胛夹脊内，过髀枢。

膂肉曰胛，夹脊肉也。⊙其支者，为夹脊两旁第三行，相去各三寸之诸穴。自天柱而下，从髆内左右别行，下贯胛膂，历附分、魄户、膏肓、神堂、譩譆、膈关、魂门、阳纲、意舍、胃仓、肓门、志室、胞肓、秩边，下历尻臀，过髀枢也。股外为髀，捷骨之下为髀枢②。附分：在第二椎下，附项内廉。魄户：在第三椎下。膏肓：在第四椎下，近五椎上，取穴时令人正坐，曲脊伸两手，以臂着膝前令

---

① 屈身：《铜人腧穴针灸图经》作“屈伸”。

② 股外为髀，捷骨之下为髀枢：据《读素问钞·膀胱经》此句原在上文“夹脊肉也”后，经滑氏改编后移于此。

正直[1]，手大指与膝头齐，以物支肘，毋令臂动摇。神堂：在第五椎下。**谚谑**：在肩髆内廉，夹第六椎下。膈关：在第七椎下，正坐阔肩取之。魂门：在第九椎下。阳纲：在第十椎下。意舍：在第十一椎下。胃仓：在第十二椎下。肓门：在第十三椎下叉[2]肋间。志室：在第十四椎下，并坐正取之。胞肓：在第十九椎下。秩边：在第二十椎下，并伏而取之。

循髀外后廉，下合腘中，以下贯腨内，出外踝之后，循京骨，至小趾外侧端。

腨，腓肠也。⊙循髀外后廉，髀枢之里，承扶之外一寸五分之间而下，与前之入腘中者相合，下行循合阳穴，下贯腨内，历承筋、承山、飞阳、跗阳，出外踝后之昆仑、仆参、申脉、金门，循京骨、束骨、通谷，至小指外侧端之至阴穴，以交于足少阴也。合阳：在膝约纹中央下三寸。承筋：在腨肠中央陷中。承山：在兑腨肠下分肉间。飞阳：在外踝上七寸。跗阳：在外踝上三寸。昆仑：在外踝后跟骨上陷中。仆参：在跟骨下陷中，拱足取之。申脉：在外踝下陷中，容爪甲白肉际。金门：在足外踝下。京骨：在足外侧大骨下，赤白肉际陷中。束骨：在足小趾外侧，本节后陷中。通谷：在足小趾外侧，本节前陷中。至阴：在足小趾外侧，去爪甲角如韭叶。

是动则病冲头痛，目似脱，项似拔，脊痛，腰似折，髀不可以曲，腘如结，腨如裂，是为踝厥。是主筋所生病者，痔，疟，狂，癫疾，头囟顶痛，目黄，泪出，鼽衄，项背、腰尻、腘、腨、脚皆痛，小指不用。盛者，人迎大再倍于寸口；虚者，人迎反小于寸口也。

---

① 正直：明刊《薛氏医案》本作“端直”。
② 叉：原作“又”，据享保本、明刊《薛氏医案》《医学集览》本改。

足少阴肾经之图

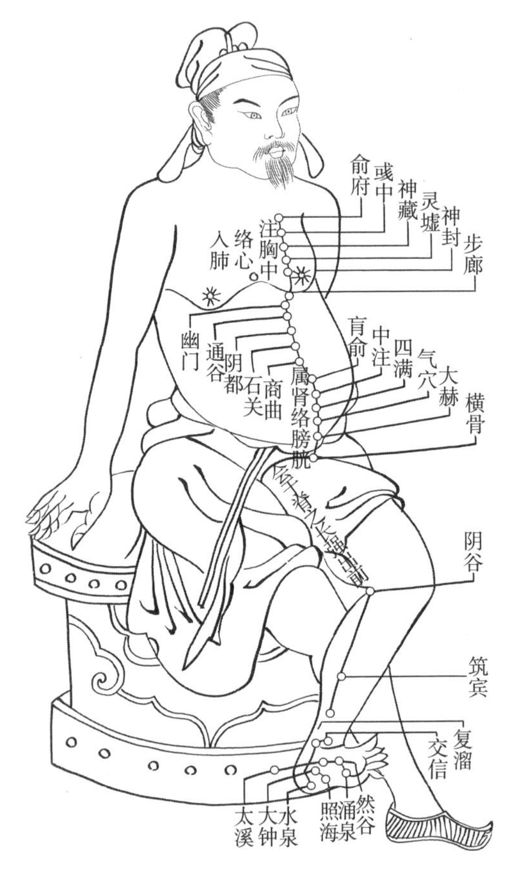

足少阴肾经穴歌

足少阴二十七穴①，涌泉然谷太溪溢。

大钟照海通水泉，复溜交信筑宾连。

阴谷横骨大赫赫，气穴四满中注立。

---

① 足少阴二十七穴：明刊《薛氏医案》《医学集览》本无“穴”字。明抄本及《针灸聚英》卷四作“足少阴穴二十七”，义长。

肓俞商曲[1]石关蹲，阴都通谷幽门僻。

步廊神封灵墟位，神藏彧中俞府既。

足少阴肾之经凡二十七穴，左右共五十四穴。是经多气少血

肾有两枚，状如石卵，色黑紫，当胃下两旁，入脊膂附脊之第十四椎，前后与脐平直。

足少阴之脉，起于小趾之下，斜趋足心。

趋，向也。⊙足少阴起小俞之下，斜向足心之涌泉，穴在足心陷中，屈足卷趾宛宛中。

出然谷之下，循内踝之后，别入跟中，上腨内，出腘内廉。

跟，足跟也。⊙由涌泉转出足内踝然谷穴，上循内踝后太溪穴，别入跟中之大钟、照海、水泉，乃折自大钟之外，上循内踝，行厥阴、太阴之后，经复溜、交信，过三阴交，上腨内，循筑宾，出腘内廉，抵阴谷也。然谷：在足内踝前大骨下陷中。太溪：在足内踝后跟骨上，动脉陷中。大钟：在足跟后冲中。照海：在足内踝下。水泉：在太溪下一寸，内踝下。复溜：在足内踝上二寸，动脉陷中。交信：在足内踝上二寸，少阴前、太阴后。三阴交穴：见足太阴，足三阴之交会也。筑宾：在足内踝上腨分中。阴谷：在膝内辅骨后，大筋下、小筋上，按之应手，屈膝乃得之。

上股内后廉，贯脊属肾，络膀胱。

⊙由阴谷上股内后廉，贯脊会于脊之长强穴。还出于前，循横骨、大赫、气穴、四满、中注、肓俞，当肓俞之所，脐之左右属肾，下脐下，过关元、中极而络膀胱也。长强：见督脉，足少阴、少阳所结会，督脉别络也。横骨：在大赫下一寸，肓俞下五寸《千金》云，在阴上

---

① 商曲：原用“商谷”，据明刊《薛氏医案》《医学集览》本改，与《针灸聚英》卷四合。

横骨中，宛曲如却月中央是。大赫：在气穴下一寸。气穴：在四满下一寸。四满：在中注下一寸，气海旁一寸。中注：在肓俞下一寸。肓俞：在商曲下一寸，去脐旁五分。自横骨至肓俞，考之《资生经》，去中行各一寸半。关元、中极，并任脉穴，足三阴、任脉之会。

其直者，从肾上贯肝膈，入肺中，循喉嘴，夹舌本。

⊙其直行者，从肓俞属肾处上行，循商曲、石关、阴都、通谷诸穴，贯肝上，循幽门上膈，历步廊，入肺中，循神封、灵墟、神藏、彧中、俞府，而上循喉咙，并人迎，夹舌本而终也。商曲：在石关下一寸。石关：在阴都下一寸。阴都：在通谷下一寸。通谷：在幽门下一寸。幽门：夹巨阙旁各五分。商曲至通谷，去腹中行各五分。步廊：在神封下一寸六分陷中。神封：在灵墟下一寸六分陷中。灵墟：在神藏下一寸六分陷中。神藏：在彧中下一寸六分陷中。彧中：在俞府下一寸六分陷中。俞府：在巨骨下，璇玑旁二寸陷中。自步廊至彧中，去胸中行各二寸，并仰而取之。人迎穴：见足阳明经。

其支者，从肺出络心，注胸中。

⊙两乳间为胸中。支者，自神藏别出绕心，注胸之膻中，以交于手厥阴也。

是动则病饥不欲食，面黑如地色，咳唾则有血，喝喝而喘，坐而欲起，目**𥇦𥇦**如无所见，心如悬，若饥状，气不足则善恐，心惕惕如人将捕之，是谓骨厥。是主肾所生病者，口热，舌干，咽肿，上气，嗌干及痛，烦心，心痛，黄疸，肠澼，脊臀股内后廉痛，痿，厥，嗜卧，足心热而痛。盛者，寸口大再倍于人迎；虚者，寸口反小于人迎也。

手厥阴心包经之图

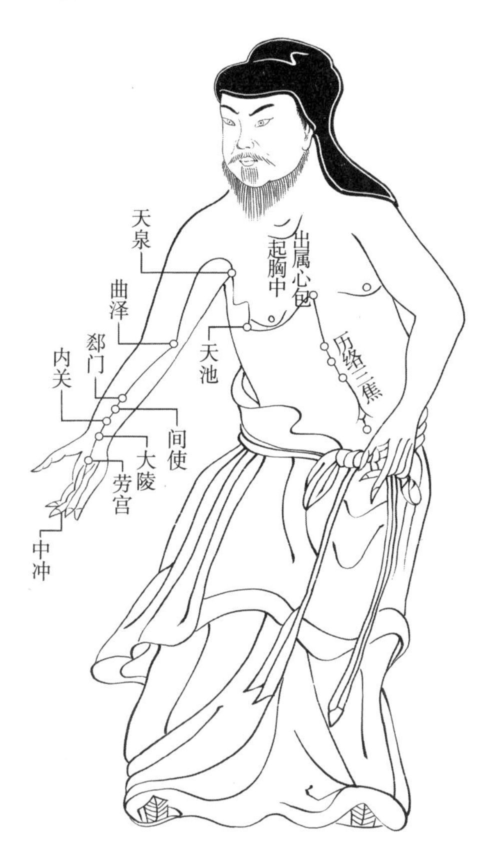

手厥阴心包经穴歌

九穴心包①手厥阴，天池天泉曲泽深。

郄门间使内关对，大陵劳宫中冲备。

手厥阴心包之经凡九穴，左右共十八穴。是经多血少气

心包，一名手心主，以藏象校之，在心下横膜之上，竖膜之下，

---

① 心包：明抄本同。明刊《薛氏医案》本及《针灸聚英》卷四均无。

与横膜相粘，而黄脂漫裹者心也，其漫脂之外，有细筋膜如丝，与心肺相连者，心包也。

或问手厥阴经，曰心主，又曰心包络，何也？曰，君火以名，相火以位，手厥阴代君火行事，以用而言，故曰手心主，以经而言，则曰心包络。一经而二名，实相火也。

手厥阴之脉，起于胸，出属心包，下膈，历络三焦。

⊙手厥阴，受足少阴之交，起于胸中，出属心包，由是下膈，历络于三焦之上脘、中脘，乃脐下一寸，下焦之分也。

其支者，循胸出胁，下腋三寸，上抵腋下，下循臑内，行太阴、少阴之间，入肘中。

胁上际为腋。⊙自属心包，上循胸出胁，下腋三寸天池穴，上行抵腋下，下循臑内之天泉穴，以介乎太阴、少阴两经之中间，入肘中之曲泽也。天池：在腋下三寸，乳后一寸，着胁直腋撅肋间。天泉：在曲腋下，去臂二寸，举臂取之。曲泽：在肘内廉下陷中，屈肘得之。

下臂行两筋之间，入掌中，循中指，出其端。

由肘中下臂，行臂两筋之间，循郄门、间使、内关、大陵，入掌中劳宫穴，循中指，出其端之中冲云。郄门：在掌后，去腕五寸。间使：在掌后三寸，两筋间陷中。内关：在掌后，去腕二寸。大陵：在掌后，两筋间陷中。劳宫：在掌中央，屈无名指取之，《资生经》云，屈中指。以今观之，莫若屈中指、无名指两者之间取之为妥。中冲：在手中指端，去爪甲如韭叶陷中。

其支别者，从掌中，循小指次指出其端。

小指次指，无名指也。⊙自小指逆数之，则为次指云。支别者，自掌中劳宫穴别行，循小指次指出其端，而交于手少阳也。

是动则病手心热，臂肘挛急，腋肿，甚则胸胁支满，心中澹澹大动，面赤，目黄，喜笑不休。是主脉所生病者，烦心，心痛，掌中热。盛者，寸口大十倍于人迎；虚者，寸口反小于人迎也。

手少阳三焦经之图

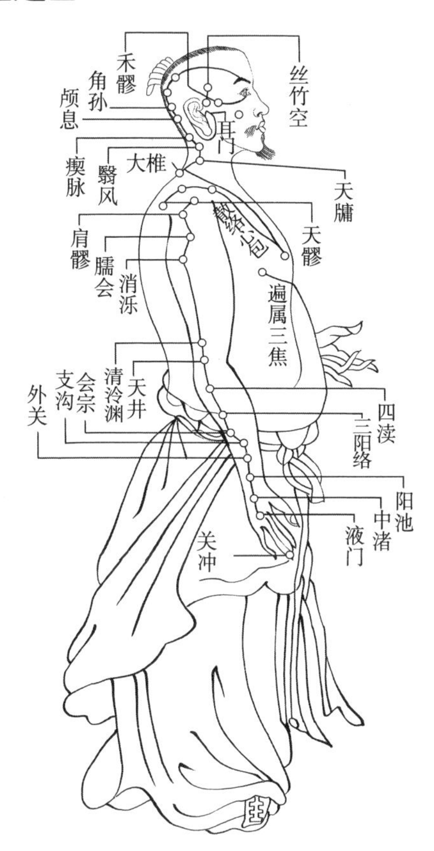

手少阳三焦经穴歌

二十三穴手少阳，关冲液门中渚旁。

阳池外关支沟会，会宗三阳四渎配。

天井合去[①]清泠渊，消泺臑会肩髎偏。

天髎天牖同翳风，瘈脉颅息角孙通。

耳门禾髎丝竹空。

手少阳三焦之经凡二十三穴，左右共四十六穴。是经多气少血

三焦者，水谷之道路，气之所终始也。上焦在心下下膈，当胃上口。其治在膻中，直两乳间陷者中。中焦在胃中脘，当脐上四寸，不上不下，其治在脐旁。下焦当膀胱上口，其治在脐下一寸。

手少阳之脉，起于小指次指之端，上出次指之间[②]，循手表腕，出臂外两骨之间，上贯肘。

臂骨尽处为腕。臑尽处为肘。⊙手少阳起小指次指端关冲穴。上出次指之间，历液门、中渚，循手表腕之阳池，出臂外两骨之间，循外关、支沟、会宗、三阳络、四渎，乃上贯肘，抵天井穴也。关冲：在手小指次指之端，去爪甲如韭叶。液门：在手小指次指间陷中。中渚：在手小指次指本节后间陷中。阳池：在手表腕上陷中。外关：在腕后二寸陷中，别走手心主。支沟：在腕后三寸，两骨间陷中。会宗：在腕后三寸，空中一寸。三阳络：在臂上大交脉，支沟上一寸。四渎：在肘前五寸，外廉陷中。天井：在肘外大骨后上一寸，两筋间陷中，屈肘得之。甄权云，曲肘后一寸，叉手按膝头取之，两筋骨罅。

循臑外上肩，交出足少阳之后，入缺盆，交膻中，散络心包，下膈，遍属三焦。

肩肘之间，髆下对腋处为臑。⊙从天井上行，循臂臑之外，历清

---

① 合去：《针灸聚英》卷四作“上合”。

② 上出次指之间：《灵枢·经脉》作“两指之间”，据上下文，“两指之间”更符合文义。

泠渊、消泺，行手太阳之里，阳明之外，上肩，循臑会、肩髎、天髎，交出足少阳之后，过秉风、肩井，下入缺盆，复由足阳明之外而交会于膻中，散布络绕于心包，乃下膈。当胃上口以属上焦，于中脘以属中焦，于阴交以属下焦也。清冷[1]渊：在肘上二寸，伸肘举臂取之。消泺：在肩下臂外间，腋斜肘分下行。臑会：在肩前廉，去肩头三寸。肩髎：在肩端臑[2]上举臂取之。天髎：在肩缺盆中上毖骨之际陷中。秉风：见手太阳经，手足少阳、手太阳、阳明之会。肩井：见足少阳经，手足少阳、阳维之会。缺盆：足阳明经穴。膻中：见任脉，心包相火用事之分也。中脘、阴交：见任脉，三焦之募，任脉所发也。

其支者，从膻中，上出缺盆，上项，夹耳后直上，出耳上角，以屈下颊至颇。

脑户后为项。目下为颇。⊙其支者，从膻中而上，出缺盆之外，上项过大椎，循天牖，上夹耳后，经翳风、瘈脉、颅息，直上出耳上角，至角孙，过悬厘、颔厌，及过阳白、睛明，屈曲下颊至颇，会颧髎之分也。大椎：见督脉，手足三阳、督脉之会。天牖：在颈大筋外，缺盆上，天窗后天窗后，《资生经》作天容后，天柱前，完骨下，发际上。悬厘、颔厌：见足少阳经，手足阳明、少阳之交会也。翳风：在耳后尖角陷中，按之引耳中痛。瘈脉：在耳本后鸡足青脉中。颅息：在耳后青脉中。角孙：在耳郭中间上，开口有空。阳白：见足少阳经，手足阳明、少阳之会。睛明：见足太阳经。颧髎：见手太阳经，手少阳、太阳之会也。

其支者，从耳后入耳中[3]，却出至目锐眦。

⊙此支从耳后翳风穴，入耳中，过听宫，历耳门、和髎，却出至

---

① 冷：原作"凉"，据经穴歌及经穴图改。
② 臑：原作"腨"，据明刊《薛氏医案》《医学集览》本改。
③ 入耳中：《灵枢·经脉》"入耳中"之后有"出走耳前，过客主人前，交颊"11字。

目锐眦，会瞳子髎，循丝竹空，而交于足少阳也。听宫：见手太阳经，手足少阳、手太阳三脉之会。耳门：在耳前起肉，当耳缺中。和髎：在耳前兑发下横动脉。瞳子髎：见足少阳经，手太阳、手足少阳之会。丝竹空：在眉后陷中。

是动则病耳聋浑浑焞焞，嗌肿，喉痹。是主气所生病者，汗出，目锐眦痛，颊痛，耳后、肩臑、肘臂外皆痛，小指次指不用。盛者，人迎大一倍于寸口；虚者，人迎反小于寸口也。

足少阳胆经之图

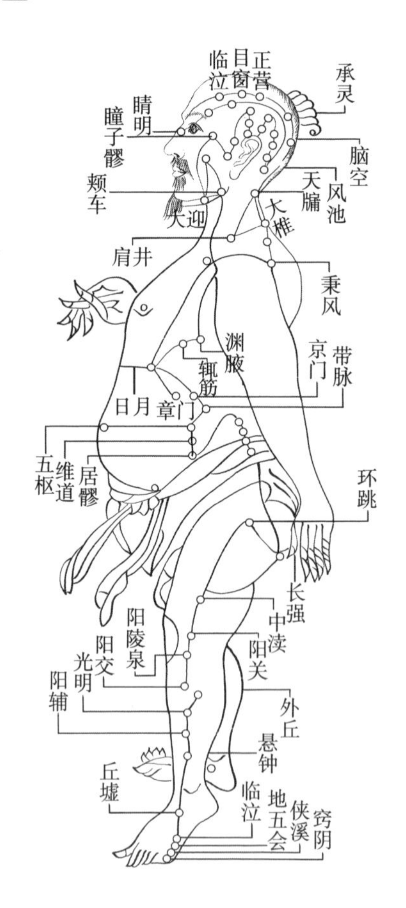

足少阳胆经穴歌

少阳足经瞳子髎，四十三穴行迢迢。
听会客主颔厌集，悬颅悬厘曲鬓翘。
率谷天冲浮白次，窍阴完骨本神企。
阳白临泣开目窗，正营承灵及脑空。
风池肩井渊腋长，辄筋日月京门当。
带脉五枢维道续，居髎环跳下中渎。
阳关阳陵复阳交，外丘光明阳辅高。
悬钟丘墟足临泣，地五侠溪窍阴毕。

此经，头部自瞳子髎至风池，凡二十穴，作三折向外而行。始瞳子髎，至完骨是一折；又自完骨外折，上至阳白，会睛明是一折；又自睛明上行，循临泣，风池是一折。缘其穴曲折外，多离为科牵，故此作一至二十，次第以该之。一瞳子髎，二听会，三客主人，四颔厌，五悬颅，六悬厘，七曲鬓，八率谷，九天冲，十浮白，十一窍阴，十二完骨，十三本神，十四阳白，十五临泣，十六目窗，十七正营，十八承灵，十九脑空，二十风池。

【点评】关于足少阳经穴“头部自瞳子髎至风池，凡二十穴”的排列次序，还有另一种较流行的排列法：

瞳子髎、听会、上关、颔厌、悬颅、悬厘、曲鬓、率谷、本神、阳白、临泣、目窗、正营、承灵、天冲、浮白、窍阴、完骨、脑空、风池。

明·成化《史素铜人图》、明·弘治《丘濬铜人图》《医经小学》《针灸捷径》《经穴指掌图》及明中期广为流行的“十四经穴步穴歌”等均采用了这一排序法。这种连接法为单线连接，看起来比《十四经发挥》的排序更为流畅。

由于《十四经发挥》此20穴的连接法较复杂，不便记忆，故滑伯仁专门为此编了序号，明代马莳还编写了歌诀以助记忆，歌曰："一瞳子髎二听会，三主人兮颔厌四。五悬颅兮六悬厘，第七数兮曲鬓随。八率谷兮九天冲，十浮白兮之穴从。十一窍阴亦相继，十二完谷一折终。又自十三本神始，十四阳白二折随。十五临泣目上穴，十六目窗之穴宜。十七正营十八灵，十九脑空廿风池。依次细心量取之，胆经头上穴吾知。"

靳贤修明太医院《铜人明堂图》时，在新增的侧人图中头部足少阳经穴也增加了编号。

足少阳胆之经凡四十三穴，左右共八十六穴。是经多气少血

胆在肝之短叶间，重三两三铢，包精汁三合。

足少阳之脉，起于目锐眦，上抵头角，下耳后。

⊙足少阳经，起目锐眦之瞳子髎，于是循听会、客主人，上抵头角，循颔厌，下悬颅、悬厘，由悬厘外循耳上发际，至曲鬓、率谷。由率谷外折，下耳后，循天冲、浮白、窍阴、完骨，又自完骨外折，上过角孙，循本神，过曲差，下至阳白，会睛明。复从睛明上行，循临泣、目窗、正营、承灵、脑空、风池云。瞳子髎：在目外眦五分。听会：在耳前陷中，上关下一寸，动脉宛宛中，张口得之。客主人：在耳前起骨上廉，开口有空，动脉宛宛中。颔厌：在曲周下，颞颥一名脑空上廉。悬颅：在曲周上颞颥中。悬厘：在曲周上颞颥下廉。曲鬓：在耳上发际，曲隅陷中，鼓颔有孔。率谷：在耳上如前三分，入发际一寸五分，陷者宛宛中。天冲：在耳后发际二寸耳上，如前三分。浮白：在耳后入发际一寸。窍阴：在完骨上，枕骨下，摇动有空。完骨：在耳后入发际四分。角孙：见手少阳经，手足少阳之会。

本神：在曲差旁一寸五分，入发际四分。曲差：见足太阳经。阳白：在眉上一寸，直瞳子。睛明：见足太阳经，手足太阳、少阳、足阳明五脉之会。临泣：在目上直入发际五分陷中。目窗：在临泣后一寸。正营：在目窗后一寸。承灵：在正营后一寸五分。脑空：在承灵后一寸五分，夹玉枕骨下陷中。风池：在颞颥后发际陷中。

【点评】颞颥，一名脑空。此处"颞颥"是指耳前动脉，而不是"脑空"穴的别名。此乃承王执中《针灸资生经》之误。

循颈行手少阳之前，至肩上，却交出少阳之后，入缺盆。

⊙自风池循颈，过天牖穴，行手少阳脉之前，下至肩，上循肩井，却左右相交，出手少阳之后。过大椎、大杼、秉风，当秉风前，入缺盆之外。天牖：见手少阳经。肩井：在肩上陷中，缺盆上大骨前一寸半，以三指按取之，当中指下陷中者是。大椎：见督脉，手足三阳、督脉之会。大杼：见足太阳经，足太阳、少阳之会。秉风：见手太阳经，手太阳、阳明、手足少阳之会。缺盆：见足阳明经。

其支者，从耳后，入耳中，出走耳前，至目锐眦后。

⊙其支者，从耳后颞颥间，过翳风之分，入耳中，过听宫，出走耳前，复自听会至目锐眦，瞳子髎之分也。翳风：见手少阳经，手足少阳之会。听宫：见手太阳经，手足少阳、太阳三脉之会。听会、瞳子髎：见前。

其支者，别目锐眦，下大迎。合手少阳抵于顗，下加颊车，下颈合缺盆，下胸中贯膈，络肝，属胆。

⊙其支者，别自目外瞳子髎而下大迎。合手少阳于顗，当颧髎穴之分，下临颊车，下颈，循本经之前，与前之入缺盆者相合，下胸中天池之外，贯膈，即期门之所络肝，下至日月之分属于胆也。大迎：见足阳明经。颧髎、颊车：手太阳穴。天池：手心主穴，手厥阴、足少阳之会。期门：足厥阴穴。日月：见下文，胆之募也。

循胁里，出气冲，绕毛际，横入髀厌中。

胁，胠也。腋下为胁。曲骨之分为毛际。毛际两旁动脉中为气冲。捷[1]骨之下为髀厌，即髀枢也。⊙自属胆处，循胁内章门之里，出气冲，绕毛际，遂横入髀厌中之环跳也。章门：足厥阴穴，足少阳、厥阴之会。气冲：足阳明穴。环跳：在髀枢中。

其直者，从缺盆下腋，循胸过季胁，下合髀厌中，以下循髀阳，出膝外廉。

胁骨之下为季胁。⊙此直者，从缺盆直下腋，循胸，历渊腋、辄筋、日月穴，过季胁，循京门、带脉、五枢、维道、居髎，由居髎入上髎、中髎、长强，而下与前之入髀厌者相合。乃下循髀外，行太阳、阳明之间，历中渎、阳关，出膝外廉，抵阳陵泉也。渊腋：在腋三寸宛宛中，举臂取之。辄筋：在腋下三寸，复[2]前行一寸，着胁陷中。日月：在期门下五分。京门：在监骨下，腰中夹脊季肋本。带脉：在季肋下一寸八分。五枢：在带脉下三寸。维道：在章门下五寸三分。居髎：在章门下八寸三分，监骨上陷中。上髎、中髎：并见足太阳经。上髎为足少阳、太阳之络，中髎则足少阴、少阳所结之会也。长强：见督脉，足少阴、少阳所结之会。中渎：在髀[3]骨外，膝上五寸，分肉间陷中。阳关：在阳陵泉上三寸，犊鼻外陷中。阳陵泉：在膝下一寸，外廉陷中。

下外辅骨之前，直下抵绝骨之端，下出外踝之前，循足跗上，入小趾次趾之间。

胻外为辅骨，外踝以上为绝骨，足面为跗。⊙自阳陵泉下外辅骨

---

① 捷：通"楗"。
② 复：原作"腹"，《铜人腧穴针灸图经》同。据明刊《薛氏医案》《医学集览》本改。
③ 髀：原作"髎"，据明刊《薛氏医案》《医学集览》本改。

前，历阳交、外丘、光明，直下抵绝骨之端。循阳辅、悬钟而下，出外踝之前至丘墟，循足面之临泣、地五会、侠溪，乃上入小趾次趾之间，至窍阴而终也。阳交：在足外踝上七寸，斜属三阳分肉之间。外丘：在足外踝上七寸。光明：在足外踝上五寸。阳辅：在足外踝上四寸，辅骨前，绝骨端，如前三分，去丘墟七寸。悬钟：在足外踝上三寸，动脉中。丘墟：在足外踝下，如前去临泣三寸。临泣：在足小趾次趾本节后间陷中，去侠溪一寸半。地五会：在足小趾次趾本节后陷中。侠溪：在足小趾次趾歧骨间，本节前陷中。窍阴：在足小趾次趾端，去爪甲如韭叶。

其支者，别跗上，入大趾之间，循大趾歧骨出其端，还贯入爪甲，出三毛。

足大趾本节后为歧骨。大趾爪甲后为三毛。其支者，自足跗上临泣穴，别行入大趾，循歧骨内出大趾端，还贯入爪甲，出三毛，交于足厥阴也。

是动则病口苦，善太息，心胁痛不能转侧，甚则面[①]微尘，体无膏泽，足外反热，是为阳厥。是主骨所生病者，头角颔痛，目锐眦痛，缺盆中肿痛，腋下肿，马刀夹瘿，汗出振寒，疟，胸胁、髀膝外至胫绝骨、外踝前及诸节皆痛，小趾次趾不用。盛者，人迎大一倍于寸口；虚者，人迎反小于寸口也。

窌，《广韵》力嘲切，深空之貌，即穴隙之谓也，江西席横[②]家针灸书中，诸“髎”字皆作“窌”，岂“髎”“窌”声相近而然，今悉拟改定，虽然，所改有不尽者，亦不必苦求之也。

---

① 面：此下原有“有”字，据明刊《薛氏医案》《医学集览》本删。

② 席横：《神应经》作“席宏”；《针灸大全》等书作“席弘”；《针灸聚英》或作“横”或作“弘”。可能席氏本名“弘”，避宋高祖父名讳而改作“横”。

【点评】“髎”，《针灸甲乙经》《备急千金要方》《千金翼方》作“窌”；《外台秘要》《医心方》作“髎”；《太平圣惠方》作“聊”（即“窷”）。从字义上看，在《黄帝明堂经》所有髎穴中，只有居髎一穴作“髎”字是，其余俱当作“窌”。宋代《铜人腧穴针灸图经》将诸窌穴统一作“髎”，然据滑氏之义仍拟改回作“窌”字。

足厥阴肝经之图

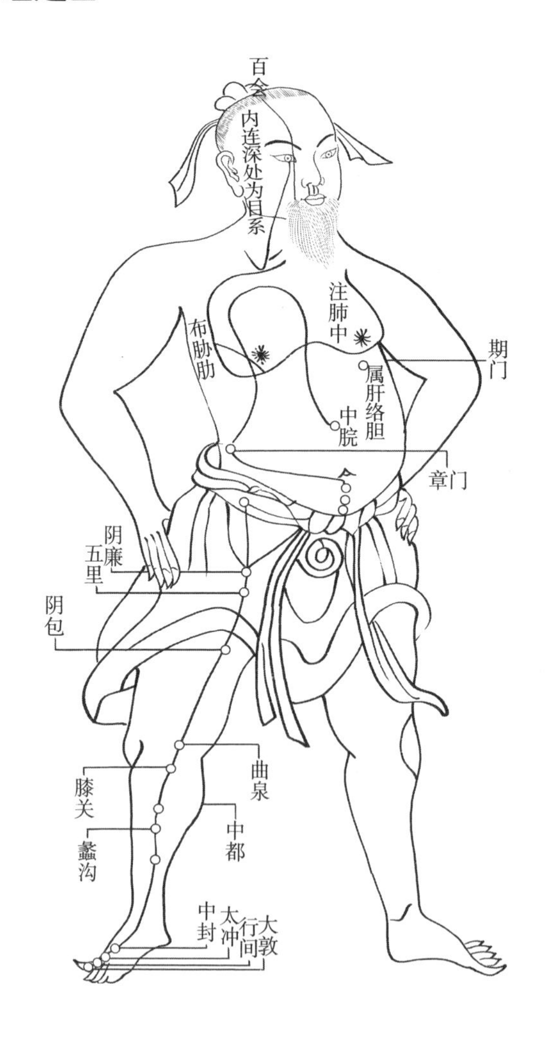

足厥阴肝经穴歌

足厥阴十三穴，起大敦行间接。

太冲中封注蠡沟，中都膝关曲泉收。

阴包走五里，阴廉章门期门启。

足厥阴肝之经凡十三穴，左右共二十六穴。是经多血少气

肝之为脏，左三叶，右四叶，凡七叶。其治在左。其脏在右胁右肾之前，并胃着脊之第九椎。

足厥阴之脉，起于大趾聚毛之上，循足跗上廉，去内踝一寸。

足大趾爪甲后为三毛。三毛后横纹为聚毛。去，相去也。⊙足厥阴起于大趾聚毛之大敦穴，循足跗上廉，历行间、太冲，抵内踝一寸之中封也。大敦：在足大趾端，去爪甲如韭叶，及三毛中。行间：在足大趾间，动脉应手。太冲：在足大趾本节后二寸，或云一寸半动脉陷中。中封：在足内踝前一寸陷中，仰而取之。

上踝八寸，交出太阴之后，上腘内廉。

⊙自中封上踝，过三阴交，历蠡沟、中都，复上一寸，交出太阴之后，上腘内廉，至膝关、曲泉。三阴交：见足太阴经，足少阴、太阴、厥阴之交会也。蠡沟：在内踝上五寸。中都：在内踝上七寸，䯒骨中。膝关：在犊鼻下二寸陷中。曲泉：在膝内辅骨下，大筋上，小筋下陷中，屈膝得之，在膝横纹头是。

循股，入阴中，环阴器，抵小腹，夹胃属肝络胆。

髀内为股[①]。脐下为小腹。⊙由曲泉上行，循股内之阴包、五

---

① 髀内为股：此后，《读素问钞·肝经》引《金兰循经》注有“阴中，阴毛中也”句。

里、阴廉，遂当冲门、府舍之分，入阴毛中，左右相交，环绕阴器，抵小腹而上，会曲骨、中极、关元，复循章门，至期门之所，夹胃属肝，下日月之分，络于胆也。阴包：在膝上四寸，股内廉两筋间。五里：在气冲下三寸，阴股中动脉。阴廉：在羊矢下，去气冲二寸，动脉中。冲门、府舍：见足太阴。曲骨：见任脉，足厥阴、任脉之会。中极、关元：见任脉，足三阴、任脉之会也。章门：在大横外，直脐季肋端，侧卧屈上足，伸下足，举臂取之。期门：直两乳第二肋端，肝之募也。日月：见足少阳经。

上贯膈，布胁肋，循喉咙之后，上入颃颡，连目系，上出额，与督脉会于巅。

目内连深处为目系。颃颡，咽颡也。⊙自期门上贯膈，行食窦之外，大包之里，散布胁肋；上云门、渊液之间，人迎之外，循喉咙之后，上入颃颡；行大迎、地仓、四白、阳白之外，连目系，上出额，行临泣之里，与督脉相会于巅顶之百会也。食窦、大包：足太阴经穴。云门：手太阴经穴。渊液：足少阳经穴。人迎、大迎、地仓、四白：见足阳明。阳白、临泣：见足少阳。百会：见督脉。

其支者，从目系下颊里，环唇内。

⊙前此连目系，上出额。此支从目系下行任脉之外，本经之里，下颊里，交环于口唇之内。

其支者，复从肝，别贯膈，上注肺。

⊙此交经之支，从期门属肝处别贯膈，行食窦之外，本经之里，上注肺中，下行至中焦，夹中脘之分，以交于手太阴也。

是动则病腰痛不可以俯仰，丈夫㿗疝，妇人小腹肿，甚则嗌干，面尘脱色。是主肝所生病者，胸满，呕逆，洞泄，狐疝，遗溺，癃闭。盛者，寸口大一倍于人迎；虚者，寸口反小于人迎也。

凡此十二经之病，盛则泻之，虚则补之，热则疾之，寒则留之，陷下则灸之，不盛不虚以经取之。

督脉之图

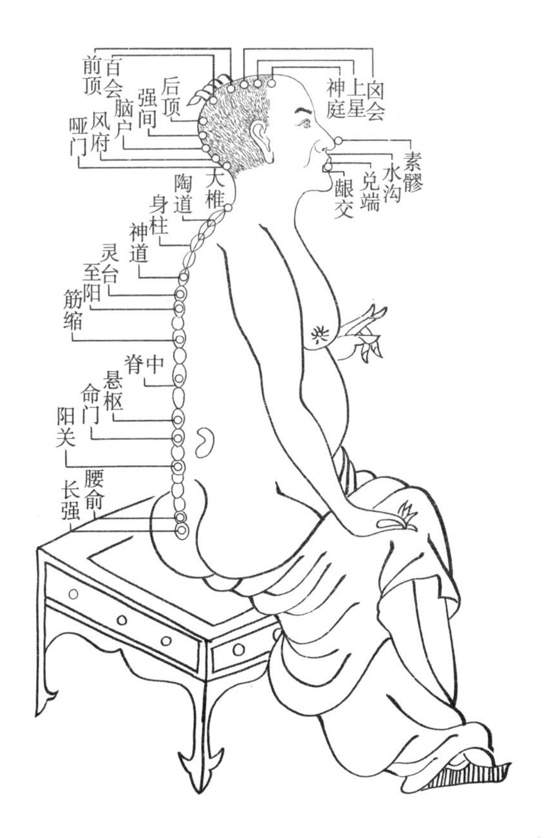

督脉经穴歌

督脉背中行，二十七穴始长强。

腰腧阳关命门当，悬枢脊中走筋缩。

至阳灵台神道长，身柱陶道大椎俞。

哑门风府连脑户，强间后顶百会前。

前顶囟会上星圆，神庭素髎水沟里，

兑端龈交斯已矣。

督脉凡二十七穴

督之为言，都也。行背部之中行，为阳脉之都纲，奇经八脉之一也。

督脉者，起于下极之腧。

下极之腧，两阴之间，屏翳处也。屏翳两筋间为篡，篡内深处为下极，督脉之所始也。

并于脊里，上至风府，入脑上巅，循额至鼻柱，属阳脉之海也。

⊙脊之为骨，凡二十一椎，通项骨三椎，共二十四椎。自屏翳而起，历长强穴，并脊里而上行，循腰俞、阳关、命门、悬枢、脊中、筋缩、至阳、灵台、神道、身柱，过风门，循陶道、大椎，哑门，至风府入脑。循脑户、强间、后顶，上巅，至百会、前顶、囟会、上星、神庭，循额至鼻柱，经素髎、水沟、兑端，至龈交而终焉。云阳脉之海者，以人之脉络，周流于诸阳之分，譬犹水也，而督脉则为之都纲，故曰阳脉之海。屏翳：见任脉，任脉别络，夹督脉、冲脉之会。长强：在脊骶端。腰俞：在第二十一椎节下间。阳关：在第十六椎节下间。命门：在第十四椎节下间。悬枢：在第十三椎节下间。脊中：在第十一椎节下间。筋缩：在第九椎节下间。至阳：在第七椎节下间。灵台：在第六椎节下间。神道：在第五椎节下间。身柱：在第三椎节下间。风门：见足太阳，乃督脉、足太阳之会。陶道：在大椎节下间陷中。自阳关至此诸穴，并俯而取之。大椎：在第一椎上陷中。哑门：在风府后，入发际五分。风府：在项入发际一寸。脑户：在枕骨上，强间后一寸五分。强间：在后顶后一寸五分。后顶：在百会后一寸五分。百会一名三阳五会：在前顶后一寸五分，顶中央旋毛中，直两耳尖，可容豆。前顶：在囟会后一寸五分陷中。囟会：在上星后一寸陷中。上星：在神庭后入发际一寸陷中，容豆。神庭：直鼻上入发际五分。素髎：在鼻柱上端。水沟：在鼻柱下人中。兑端：在唇上端。龈交：在唇内齿上龈缝中。

任脉之图

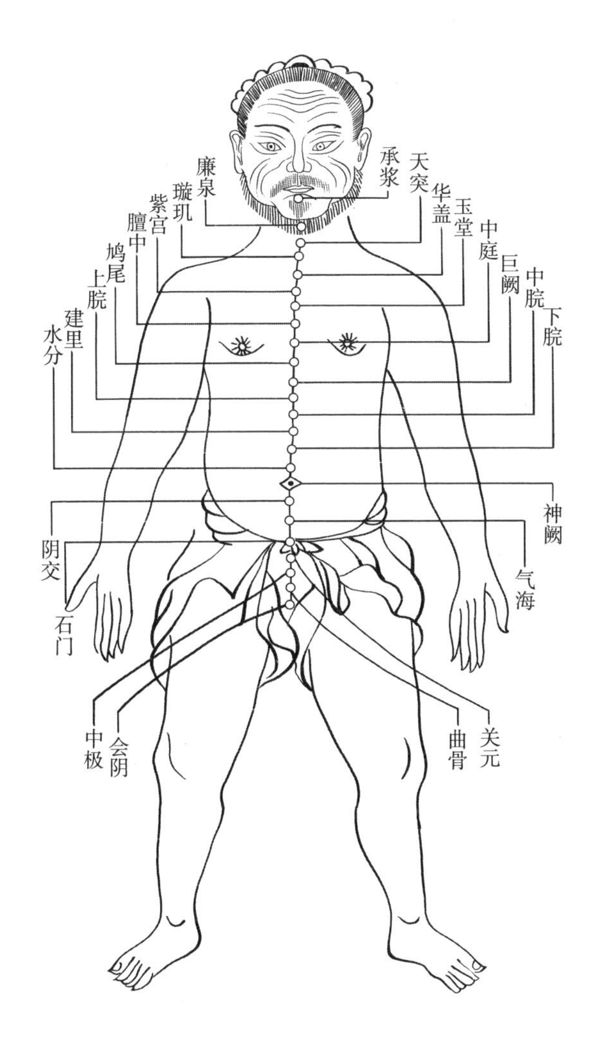

任脉经穴歌

任脉分三八，起于会阴上曲骨。

中极关元到石门，气海阴交神阙立。

水分下脘循建里，中脘上脘巨阙起。

鸠尾中庭膻中慕[①]，玉堂紫宫树华盖树。

璇玑天突廉泉清，上颐还以承浆承。

任脉凡二十四穴

任之为言，妊也，行腹部中行，为妇人生养之本，奇经之一脉[②]也。

任脉者，起于中极之下，以上毛际，循腹里，上关元，至喉咙，属阴脉之海也。

⊙任与督，一源而二歧，督则由会阴而行背，任则由会阴而行腹。夫人身之有任督，犹天地之有子午也。人身之任督以腹背言，天地之子午以南北言，可以分，可以合者也。分之于以见阴阳之不杂，合之于以见浑沦之无间。一而二，二而一者也。

任脉起于中极之下，会阴之分也。由是循曲骨，上毛际，至中极，行腹里，上循关元、石门、气海、阴交、神阙、水分、下脘、建里、中脘、上脘、巨阙、鸠尾、中庭、膻中、玉堂、紫宫、华盖、璇玑、天突、廉泉。上颐循承浆，环唇上，至龈交分行，系两目下之中央，会承泣而终也。云阴脉之海者，亦以人之脉络，周流于诸阴之

---

① 慕：明刊《薛氏医案》《医学集览》本作"萃"，与《针灸聚英》卷四合。
② 脉：原脱，据明刊《薛氏医案》《医学集览》本补，与《针灸聚英》卷一合。

分，譬犹水也，而任脉则为之总任焉，故曰阴脉之海。会阴：一名屏翳，在两阴间。曲骨：在横骨上，毛际陷中，动脉应手。中极：在关元下一寸。关元：在脐下三寸。石门：在脐下二寸。气海：在脐下一寸五分。阴交：在脐下一寸。神阙：当脐中。水分：在下脘下一寸，上脐一寸。下脘：在建里下一寸。建里：在中脘下一寸。中脘：在上脘下一寸。《灵枢经》云，**髑骭**即歧骨也以下至天枢天枢，足阳明经穴，夹脐二寸，盖与脐平直也长八寸，而中脘居中是也。然人胃有大小，亦不可拘以身寸，但自**髑骭**至脐中，以八寸为度，各依部分取之。上脘：在巨阙下一寸，当一寸五分，去蔽骨三寸。巨阙：在鸠尾下一寸。鸠尾：在蔽骨之端，言其骨垂下如鸠形，故以为名，臆前蔽骨下五分也；人无蔽骨者，从歧骨际下行一寸。中庭：在膻中下一寸六分。膻中：在玉堂下一寸六分，两乳间。玉堂：在紫宫下一寸六分。紫宫：在华盖下一寸六分。华盖：在璇玑下二寸《资生经》云一寸。璇玑：在天突下一寸陷中。天突：在颈，结喉下一寸宛宛中。廉泉：在颈[①]下结喉上舌本，阴维、任脉之会，仰而取之。承浆：在唇下陷中，任脉、足阳明之会。龈交：见督脉，任、督二脉之会。承泣：见足阳明，跷脉、任脉、足阳明之会也。

按：任、督二脉之直行者，为腹背中行诸穴所系，今特取之，以附十二经之后，如《骨空论》所载者，兹不与焉，其余如冲、带、维、跷所经之穴，实则寄会于诸经之间尔，诚难与督、任二脉之灼然行腹背者比，故此得以略之。虽然，因略以致详，亦不害于兼取也，故其八脉全篇，仍别出于下方云。

上十四经正文，并与《金兰循经》同。

---

① 颈：原作“颔”，据明刊《薛氏医案》《医学集览》本改。

十四经发挥卷下

奇经八脉篇

脉有奇常，十二经者，常脉也；奇经八脉，则不拘于常，故谓之奇经。盖以人之气血，常行于十二经脉，其诸经满溢，则流入奇经焉。奇经有八脉，督脉督于后，任脉任于前，冲脉为诸脉之海，阳维则维络诸阳，阴维则维络诸阴。阴阳自相维持，则诸经常调。维脉之外有带脉者，束之犹带也。至于两足跷脉，有阴有阳，阳跷行诸太阳之别，阴跷本诸少阴之别。譬犹圣人，图设沟渠，以备水潦，斯无滥溢之患。人有奇经，亦若是也。今总集奇经八脉所发者，气穴处所，共成一篇，附之《发挥》之后，以备通考云。

督脉

督脉者，起于小腹以下骨中央，女子入[1]系廷孔之端。其络循阴器，合篡间，绕篡后，别绕臀，至少阴，与巨阳中络者合少阴，上股内后廉，贯脊属肾，与太阳起目内眦，上额交巅上，入络脑，还出别

① 入：原作“以”，据明刊《薛氏医案》《医学集览》本改，与《圣济总录》卷一九二合。

下项，循肩髆内，夹脊抵腰中，入循膂络肾。其男子循茎下至篡，与女子等。其少腹直上者，贯脐中央，上贯心，入喉，上颐环唇，上系两目之中。此生病，从少腹上冲心而痛，不得前后为冲疝，其女子不孕，癃痔，遗溺，嗌干，治在督脉。

督脉之别，名曰长强，夹膂上项，散上头，下当肩胛左右，别走太阳，入贯膂。实则脊强，虚则头重，取之所别。故《难经》曰：督脉者，起于下极之腧，并于脊里，上至风府，入属于脑，上巅，循额至鼻柱，属阳脉之海也。此为病，令人脊强反折。

⊙督脉，从头循脊骨入骶，长四尺五寸，凡二十七穴穴见前。

按《内经》督脉所发者二十八穴，据法，十椎下一穴名中枢，阴尾骨两旁二穴名长强[1]，共有二十九穴。今多龈交一穴，少中枢一穴、会阳二穴，则系督脉别络，与少阳会，故止载二十七穴穴已见前。

任脉

任脉者，与冲脉皆起于胞中，循脊里，为经络之海，其浮而外者，循腹上行，会于咽喉，别而络唇口。血气盛，则肌肉热；血独盛，则渗灌皮肤生毫毛。

妇人有余于气，不足于血，以其月事数下，任冲并伤故也。任冲之交脉，不营其口唇，故髭须不生。是以任脉为病，男子内结七疝，女子带下瘕聚。故《难经》曰：任脉起于中极之下，以上毛际，循腹里，上关元，至咽喉，上颐，循面入目，属阴脉之海。

① 长强：当作“会阳”，此乃承《圣济总录》卷一九二之误。

⊙凡此任脉之行，从胞中上注目，长四尺五寸，总二十四穴穴见前。

按《内经》云：任脉所发者二十八穴，经阙一穴，实有二十七穴，内龈交一穴，属督脉，承泣二穴属足阳明、跷脉，故止载二十四穴穴己见前。

阳跷脉

阳跷脉者，起于跟中，循外踝上行，入风池。其为病也，令人阴缓而阳急。两足跷脉本太阳之别，合于太阳，其气上行，气并相还，则为濡目，气不营则目不合。男子数其阳，女子数其阴，当数者为经，不当数者为络也。跷脉长八尺。

所发之穴：生于申脉外踝下关足太阴经，以辅阳为郄外踝上，本于仆参跟骨下，与足少阴会于居髎章门下，又与手阳明会于肩髃及巨骨并在肩端，又与手足太阳、阳维会于臑俞在肩髎后，胛骨上廉，与手足阳明会于地仓口吻两旁，又与手足阳明会于巨髎鼻两旁，又与任脉、足阳明会于承泣目下七分。以上为阳跷脉之所发，凡二十穴，阳跷脉病者宜刺之。

阴跷脉

阴跷脉者，亦起于跟中，循内踝上行，至咽喉，交贯冲脉。此为病者，令人阳缓而阴急。故曰跷脉者，少阴之别，别于然谷之后，上内踝之上，直上循阴股入阴，上循胸里，入缺盆，上出人迎之前，入鼻，属目内眦，合于太阳。女子以之为经，男子以为络。两足跷脉长八尺，而阴跷之郄在交信内踝上二寸，阴跷脉病者取此。

冲脉

冲脉者，与任脉皆起于胞中，上循脊里，为经络之海，其浮于外者，循腹上行，会于咽喉，别而络唇口。故曰，冲脉者，起于气冲，并足少阴之经，夹脐上行，至胸中而散。此为病，令人逆气里急。《难经》则曰并足阳明之经。以穴考之，足阳明夹脐左右各二寸而上行，足少阴夹脐左右各五分而上行。《针经》所载，冲脉与督脉同起于会阴。其在腹也，行乎幽门、通谷、阴都、石关、商曲、肓俞、中注、四满、气穴、大赫、横骨，凡二十二穴，皆足少阴之分也。然则冲脉，并足少阴之经明矣。

阳维脉

阳维，维于阳。其脉起于诸阳之会，与阴维皆维络于身。若阳不能维于阳，则溶溶不能自收持。

其脉气所发，别于金门在足外踝下太阳之郄，以阳交为郄在外踝上七寸，与手足太阳及跷脉会于臑俞肩后胛上廉，与手足少阳会于天髎在缺盆上，又会于肩井肩上，其在头也，与足少阳会于阳白在眉[1]上，上于本神及临泣，上至正营，循于脑空，下至风池，其与督脉会，则在风府及哑门。《难经》云：阳维为病，苦寒热。此阳维脉气所发，凡二十四穴。

---

① 眉：原作“肩”，据《圣济总录》卷一九二改。

阴维脉

阴维，维于阴。其脉起于诸阴之交，若阴不能维于阴，则怅然失志。其脉气所发者，阴维之郄，名曰筑宾见足少阴，与足太阴会于腹哀、大横，又与足太阴、厥阴会于府舍、期门，与任脉会于天突、廉泉。《难经》云：阴维为病，苦心痛。此阴维脉气所发，凡十二穴。

带脉

带脉者，起于季胁，回身一周。其为病也，腰腹纵容，如囊水之状。其脉气所发，在季胁下一寸八分，正名带脉，以其回身一周如带也。又与足少阳会于维道，此带脉所发，凡四穴。

以上杂取《素问》《难经》《甲乙经》《圣济总录》中，参合为篇。

【点评】滑寿此处虽言汇集《素问》《难经》《甲乙经》《圣济总录》之文，实则全篇均集自《圣济总录》卷一九二。

宽永二年岁舍乙丑仲夏良日于洛阳二条梅寿重刊